D1618603

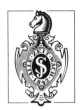

W. Dick   H. Stopfkuchen
P. Brockerhoff

Primäre Neugeborenen- reanimation

2., überarbeitete und erweiterte Auflage
Mit einem Geleitwort von F. W. Ahnefeld

Mit 26 Abbildungen
und 9 Tabellen

Springer-Verlag
Berlin Heidelberg New York
London Paris Tokyo
Hong Kong Barcelona
Budapest

Professor Dr. med. Wolfgang Dick
Klinik für Anästhesiologie

Professor Dr. med. Herwig Stopfkuchen
Kinderklinik

Professor Dr. med. Peter Brockerhoff
Frauenklinik

Universitätsklinikum Mainz
Langenbeckstraße 1, W-6500 Mainz, BRD

ISBN 3-540-56553-1 2. Auflage
Springer-Verlag Berlin Heidelberg New York

ISBN 3-540-07265-9 1. Auflage
Springer-Verlag Berlin Heidelberg New York
Ursprünglich erschienen in der Reihe „Kliniktaschenbücher"

Die Deutsche Bibliothek – CIP-Einheitsaufnahme
Dick, Wolfgang:
Primäre Neugeborenenreanimation: mit 26 Abb. u. 9 Tab. / W. Dick;
H. Stopfkuchen; P. Brockerhoff. Mit einem Geleitw. von
F. W. Ahnefeld. – 2., überarb. und erw. Aufl. – Berlin;
Heidelberg; New York; London; Paris; Tokyo; Hong Kong;
Barcelona; Budapest: Springer, 1993
    ISBN 3-540-56553-1
NE: Stopfkuchen, Herwig; Brockerhoff, Peter:

Satz: K+V Fotosatz GmbH, Beerfelden
Druck und Bindearbeiten: Appl, Wemding
19/3130-5 4 3 2 1 0 – Gedruckt auf säurefreiem Papier

Geleitwort

Mit der ersten, 1975 erschienenen Auflage dieses Taschenbuchs haben Herr Dick und ich versucht, die seinerzeit gültigen physiologischen und pathophysiologischen Grundlagen zu vermitteln, die zum Verständnis der Sofortmaßnahmen bei vitalen Funktionsstörungen des Neugeborenen erforderlich waren. In dieser Zeit erschloß sich für den Anästhesisten die Mitarbeit im Kreißsaal, die in Ulm durch den damaligen Lehrstuhlinhaber für Gynäkologie und Geburtshilfe, Prof. Dr. Karl Knörr, in besonderer Weise gefördert und unterstützt wurde. Wir haben — basierend auf den eigenen Erfahrungen, den Empfehlungen der American Heart Association und der vorliegenden Literatur — Kriterien für die Beurteilung des Neugeborenen und Maßnahmen für die Erstversorgung empfohlen, und zwar, wie wir im Vorwort der ersten Auflage feststellten, als Beitrag des interdisziplinär arbeitenden Fachgebiets Anästhesiologie, in der Absicht, gemeinsam mit Geburtshelfern und Pädiatern Fortschritte auf dem Gebiet der Perinatologie zu erreichen.

Ich freue mich, daß die interdisziplinäre Zusammenarbeit mit einer Neuauflage dieses Kliniktaschenbuchs durch kompetente Autoren fortgesetzt wird, und wünsche diesem Leitfaden für die Neugeborenenreanimation Beachtung und Erfolg.

Ulm, Frühjahr 1993   F. W. Ahnefeld

Vorwort zur 2. Auflage

Mehr als 15 Jahre sind seit der Erstauflage im Jahre 1975 vergangen. Die Medizin insgesamt, insbesondere die Perinatalmedizin, hat seit dieser Zeit dramatische Fortschritte erlebt. Entsprechend haben sich auch Verantwortlichkeiten und fachliche Kompetenzen verlagert.

War damals der Anästhesist häufig genug derjenige, der im Kreißsaal aufgrund seiner Erfahrung und seiner „handwerklichen Fähigkeiten" in vielen Kliniken die primäre Reanimation des Neugeborenen im Rahmen der Geburt begleitend oder gar verantwortlich betreute, hat sich in großen Kliniken eine sinnvolle Arbeitsteilung entwickelt. Schon immer war der Geburtshelfer für den gesamten Zeitraum vor der Entwicklung des Kindes fachlich verantwortlich und zuständig; der Neonatologe ist zumindest an großen Kliniken an die Stelle des Anästhesisten bei der primären und späteren Betreuung des gesunden wie des gestörten Neugeborenen getreten. Ungeachtet dessen ist jedoch in vielen mittleren und kleineren Häusern nach wie vor der Anästhesist der einzige, der im Notfall zur primären Betreuung des Neugeborenen neben dem Geburtshelfer zur Verfügung steht; dies insbesondere, weil an zahlreichen Krankenhäusern ein Neonatologe nicht oder erst sekundär erreichbar ist (v. a. wenn nicht mit einer Risikoentbindung gerechnet worden ist).

Die Neuauflage dieses Kliniktaschenbuchs berücksichtigt die Entwicklungen der vergangenen Jahre; entsprechend ist im Anhang die „Vereinbarung zwischen der Deutschen Gesellschaft für Gynäkologie und Geburtshilfe, der Deutschen Gesellschaft für Anästhesiologie und Intensivmedizin, der Deutschen Gesellschaft für Perina-

talmedizin und der Deutsch-Österreichischen Gesellschaft für Neonatologie und Pädiatrische Intensivmedizin zur Erstversorgung von Neugeborenen" abgedruckt
worden.

Das Taschenbuch soll über physiologische und pathophysiologische Zusammenhänge informieren, auf Risiko-
konstellationen hinweisen, die besondere Aufmerksamkeit nach sich ziehen müssen, und schließlich die Versorgung des gestörten wie des gesunden Neugeborenen theo-
retisch und praktisch vermitteln helfen. Zur Zielgruppe
zählen insbesondere Geburtshelfer, Anästhesisten und
Pädiater, darüber hinaus der Medizinstudent im letzten
Studienabschnitt, aber auch die Helfer des Arztes wie
Hebamme, Anästhesieschwester, Kinderkrankenschwe-
ster etc. Wir hoffen, mit dieser Überarbeitung den sachli-
chen Inhalt dem heutigen Wissen angepaßt zu haben und
darüber hinaus Hinweise auf adäquate Organisation,
Kompetenzverteilung und Zusammenarbeit liefern zu
können.

Mainz, im Frühjahr 1993   W. Dick
                                      H. Stopfkuchen
                                      P. Brockerhoff

Inhaltsverzeichnis

1 Physiologische und pathophysiologische Aspekte

1.1 Physiologie des diaplazentaren Gas- und Stoffaustausches

P. Brockerhoff

Die Plazenta ist ein morphologisch und funktionell hochdifferenziertes Organ, dessen Bauprinzip den vielfältigen funktionellen Anforderungen zur Versorgung des Fetus angepaßt ist. Die Plazenta ist am Termin ein scheibenförmiges Organ von kreisrunder Form mit einem Durchmesser um 20 cm und einem Gewicht von etwa 500 g. Dabei bestehen erhebliche Varianten, wie u.a. auf der mütterlichen Seite vom Einnistungsort in der Gebärmutter, auf der kindlichen Seite von der Abgangsstelle der Nabelschnurgefäße.

Während die kindliche Plazentaseite einen glatten transparenten Amnionüberzug aufweist, ist die mütterliche Plazentafläche durch zahlreiche Furchen in 20−30 verschieden große Areale, die sog. Kotyledonen aufgeteilt. Das durch Septen unvollständig gekammerte Parenchym als spezifisches Plazentagewebe liegt zwischen der Chorionplatte und der mit der Gebärmutterschleimhaut verankerten Basalplatte (Abb. 1). Die Kotyledonen bestehen aus Strömungseinheiten, die Plazentome genannt werden. Sie bilden sich aus einem in der Chorionplatte verwurzelten Zottenstamm, der sich baumartig bis in die Endzotten verzweigt. Einzelne Plazentazotten sind als Haftzotten in der Basalplatte befestigt, während die Mehrzahl frei im Zwischenzottenraum flottiert. Durch die erhebliche Aufzweigung wird bei der reifen Plazenta eine Gesamtoberfläche der sog. Resorptionszotten von $10-15 \text{ m}^2$ erreicht.

Als Austauschorgan zwischen 2 Kreislaufsystemen besitzt die Plazenta eine doppelte Gefäßversorgung: Die Blutzufuhr zur Plazenta von der kindlichen Seite erfolgt über 2 Nabelschnurarterien, die sich unter einer Anastomosierung in mehrere Segmentarterien aufzweigen und dann direkt unter dem Amnion unter Abgabe einzelner Äste in die Kotyledonen bis zum Plazentarand verlaufen. Die Arterien der Kotyledonen sind funktionelle Endarterien. Die Rückführung des Blutes zum Fetus erfolgt über ein analoges venö-

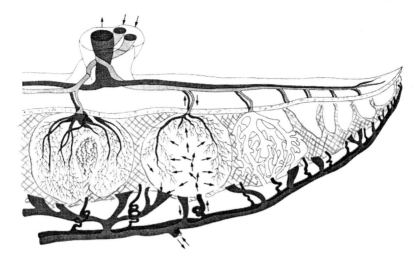

Abb. 1. Schematische Darstellung der Plazentagliederung und der uteroplazentaren Durchblutung. (Mod. nach Freese)

ses System, wobei sich die Gefäße dann zur Nabelvene vereinigen. Die mütterliche Blutversorgung der Plazenta erfolgt aus den Spiralarterien des Uterus, aus denen sich das Blut in ein sinusoides Kapillarsystem des Zwischenzottenraumes ergießt und nach Umspülung der Kotyledonen dann zu den Venenöffnungen im Bereich der Basalplatte zurückfließt.

Durch den beschriebenen hämochorialen Aufbau der menschlichen Plazenta werden mütterliches und kindliches Blut nur durch eine aus fetalem Gewebe bestehende Barriere mit einer Dicke von 2–4 µm getrennt, die auch als synzytiokapilläre Stoffwechselmembran bezeichnet wird.

Die Membran- und Filterfunktion der Plazenta wird durch weitere eigene Stoffwechselleistungen ergänzt. Grundsätzlich ist hinsichtlich des plazentaren Stoffaustausches zwischen passiver Stoffbewegung und aktivem Stofftransport an der Plazenta zu unterscheiden. Die passive Stoffbewegung, d.h. der Transport entlang eines Konzentrations- und Druckgefälles wird in Richtung und Ausmaß von bestehenden Druckgradienten bestimmt. Gase wie O_2 und CO_2, aber auch Inhalationsnarkotika folgen an der Plazenta dem Prinzip der einfachen Diffusion, so daß für diese Stoffe die diffundierte Substanzmenge der Austauschfläche und der diaplazentaren Differenz der entsprechenden Partialdrucke proportional sind.

Während der diaplazentare Austausch aller gasförmigen Substanzen sowie fast aller körperfremden Substanzen (Medikamente) den Gesetzen der einfachen Diffusion folgt, ist für andere Substanzen, wie z. B. die Glukose, die Diffusionsgeschwindigkeit wesentlich höher als gesetzmäßig zu erwarten wäre. Unter der Annahme eines – bisher hypothetischen – zwischen den Grenzschichten schnell oszillierenden Carriers wird dieses Phänomen als „erleichterte Diffusion" bezeichnet.

Erfolgt der Transport von Substanzen gegen ein maternofetales Konzentrationsgefälle (wie z. B. bei den Aminosäuren) so ist dieser Transfer nur durch einen aktiven Stofftransport mit Hilfe einer aktiven Zelleistung erklärbar.

Während nach wie vor unsere Vorstellungen über den quantitativen Austausch von Metaboliten in der Plazenta lückenhaft sind, bestehen hinsichtlich des plazentaren Gasaustausches klarere Vorstellungen: Verglichen mit den Bedingungen im Alveolarraum der Lunge beim Erwachsenen bestehen in der Plazenta nicht nur bezüglich Diffusionsfläche und -strecke, sondern auch hinsichtlich der ebenfalls für den Nettotransfer entscheidenden Differenzen der Partialdrucke eher ungünstige Bedingungen, die jedoch teilweise durch eine erhöhte O_2-Affinität und -Kapazität des fetalen Blutes ausgeglichen werden.

1.2 Chronische Störungen des diaplazentaren Gas- und Stoffaustausches

P. Brockerhoff

Chronische Störungen des diaplazentaren Gas- und Stoffaustausches, die klinisch auch unter dem Begriff chronische Plazentainsuffizienz zusammengefaßt werden, können sowohl durch eine reduzierte plazentare Perfusion wie auch durch eine Verminderung der plazentaren Austauschfläche bedingt sein. Eine genaue pathophysiologische Abgrenzung zwischen einer hämodynamischen Insuffizienz der Plazenta einerseits und einer Membraninsuffizienz bzw. einer zellulär-parenchymatösen Insuffizienz des Organs ist nicht immer eindeutig möglich, da eine anhaltende Minderdurchblutung auch die Austauschkapazität beeinflußt und die energieverbrauchenden zellulären Aktivitäten bei ungenügendem Substrat- und O_2-Angebot reduziert werden können.

Ein durch eine Widerstandserhöhung reduziertes maternales Plazentaminutenvolumen infolge von Mikroangiopathien der Diziduagefäße wird seit langem als pathophysiologische Ursache der chronischen Plazentainsuffizienz bei EPH-Gestosen diskutiert und in neueren Untersuchungen auf eine Störung des Prostazyklin-Thromboxan-Gleichgewichts zurückgeführt. Gleichwohl werden bei hypertensiven Störungen in der Schwangerschaft aber auch Störungen der Plazentareifung im Sinne der Verminderung der Gesamtoberfläche der Zotten und auch eine Verlängerung des Diffusionsweges durch eine u. a. ödematöse Dickenzunahme der Plazentamembran beobachtet.

Bei der Diagnostik der chronischen Plazentainsuffizienz geht es zunächst um die grundsätzliche Erfassung der plazentaren Funktionsstörung, die ein wesentlicher Bestandteil der Basisdiagnostik der modernen Schwangerenvorsorge ist. Wichtige disponierende Faktoren, die sich aus der Anamnese oder aus den während der Untersuchung erhobenen Befunden ergeben, sind u. a.

- hypertensive Erkrankungen,
- Diabetes mellitus,
- Nikotinabusus,
- Implantationsanomalien der Plazenta,
- uterine Blutungen,
- Mehrlingsschwangerschaften,
- Übertragung.

Typische klinische Symptome einer chronischen Plazentainsuffizienz sind eine fehlende oder unterdurchschnittliche Gewichtszunahme der Mutter sowie ein mangelndes Größenwachstum des Uterus, das sowohl durch eine intrauterine Wachstumsretardierung des Fetus wie auch eine Abnahme der Fruchtwassermenge bedingt sein kann. Letztere diagnostische Kriterien lassen sich durch eine differenzierte Ultraschallbiometrie des Fetus sowie eine sonographische Bestimmung der Fruchtwassermenge quantifizieren. Da die klinische und sonographische Diagnostik der chronischen Plazentainsuffizienz erst dann möglich ist, wenn bereits eine deutliche Einschränkung des intrauterinen Wachstums eingetreten ist, hat es nicht an Versuchen gefehlt, geeignete Parameter zur Früherkennung der chronischen Plazentainsuffizienz zu finden: die optische Kontrolle des Fruchtwassers durch die Fruchtwasserspiegelung (Amnioskopie) ist hierzu nicht nur wegen ihrer geringen Spezifität ungeeignet, sondern v. a. deshalb, weil sie nur in den letzten Wochen der Tragzeit unter der Voraussetzung der Durchgängigkeit des Zervikalkanals und der Einstellbarkeit des unteren Eipols durchführbar ist. Hormonelle plazentare oder fetoplazentare Parameter, wie die Bestimmung des Plazentalaktogens (HPL, humanes plazentares Laktogen) oder die Bestimmung des Östriols im mütterlichen Serum haben sich zur Früherfassung der chronischen Plazentainsuffizienz ebenfalls nicht bewährt und können allenfalls bei Verlaufskontrollen im Falle von erheblichen Konzentrationsverminderungen Warnzeichen geben. Ein vielversprechendes neueres, allerdings technisch und zeitlich aufwendiges Verfahren ist die Dopplersonographie der fetalen Gefäße, mit der Durchblutungsstörung im fetalen umbilikoplazentaren Gefäßsystem bei einer Erhöhung des peripheren Gefäßwiderstandes infolge degenerativer oder proliferativer Veränderungen im Bereich der Zottengefäße nachgewiesen werden können.

Die Diagnostik der chronischen Plazentainsuffizienz kann sich nicht ausschließlich auf die grundsätzliche Erfassung der plazentaren Funktionsstörung beschränken. In jedem Fall einer nachgewiesenen Plazentainsuffizienz ist es von entscheidender Bedeutung, den Schweregrad des Geschehens und damit die mutmaßlichen Leistungsreserven der Plazenta zu bestimmen. Hierfür haben zwar die zuvor genannten klinischen und biochemischen Verfahren einen ergänzend diagnostischen Wert, entscheidend sind jedoch biophysikalische Methoden: die sonographische Fetometrie kann bei wöchentlichen Verlaufskontrollen, bei denen auch Fruchtwassermenge und Plazentareifungsgrade beurteilt werden, durch das Abflachen der Wachstumskurven relativ sichere Hinweise auf das Ausmaß der intrauterinen Mangelversorgung des Fetus geben. Besonders dann, wenn bei 2 Verlaufskontrollen innerhalb einer Woche keinerlei fetales Wachstum mehr nachweisbar ist, muß davon ausgegangen werden, daß die Leistungsreserven der Plazenta nahezu erschöpft sind. Sofern nicht typische Veränderungen im antepartalen Kardiotokogramm (CTG) wie eine Einengung der Variabilität und/oder Dezelerationen den unmittelbar drohenden Übergang von einer chronischen zu einer akuten Plazentainsuffizienz und damit einer intrauterinen Asphyxie und damit die Notwendigkeit einer unmittelbaren vorzeitigen Entbindung ergeben, kann die funktionelle Reservekapazität der Plazenta durch Belastungsteste geprüft werden. Prinzip dieser Belastungstests ist es, das fetale CTG unter einer kurzfristig induzierten Minderdurchblutung abzuleiten, die entweder durch 5−10 Kniebeugen der Mutter (Kniebeugenbelastungstest) oder durch eine vorsichtige Infusion von Oxytocin (Oxytocinbelastungstest) erreicht wird. Kommt es unter dieser Maßnahme zu pathologischen Veränderungen im CTG, muß von einer unmittelbar bevorstehenden Dekompensation der plazentaren Leistung ausgegangen werden.

Nach wie vor sind die Möglichkeiten einer wirksamen Prophylaxe und Therapie der chronischen Plazentainsuffizienz beschränkt. Wichtige vorbeugende Maßnahmen sind eine konsequente Nikotinkarenz in der Schwangerschaft und bei disponierenden Faktoren die rechtzeitige Herausnahme der Schwangeren aus dem Arbeitsprozeß. Eine Vermehrung der uteroplazentaren Perfusion als kausale Therapie kann durch Bettruhe erreicht werden. Bei einer durch

Hypertension induzierten Plazentainsuffizienz kann ein durchblutungsfördernder Effekt durch die Gabe gefäßerweiternder Antihypertensiva erreicht werden. Auch Tokolytika können durch Herabsetzen des Tonus der Uterusmuskulatur durchblutungssteigernd wirken. Die Effektivität dieser Maßnahmen im Hinblick auf eine Verbesserung der intrauterinen Versorgung des Fetus darf jedoch nicht überschätzt werden, so daß oft als Konsequenz einer nachgewiesenen chronischen Plazentainsuffizienz nur die vorzeitige Entbindung bleibt. Besonders bei sehr frühem Schwangerschaftsverlauf auftretenden Formen der Plazentainsuffizienz kann im Einzelfall die Bestimmung des günstigsten Entbindungstermins und die Wahl des geeigneten Entbindungsverfahrens außerordentlich schwierig sein. Jedes Neugeborene nach chronischer Plazentainsuffizienz ist als Risikokind mit der Notwendigkeit einer intensiven neonatalen Überwachung anzusehen.

1.3 Der Fetus unter der Geburt

P. Brockerhoff

Auch unter physiologischen Bedingungen stellt der Geburtsverlauf eine Belastung des Fetus dar, wobei zwischen rein mechanischen Einflußfaktoren und passageren Einschränkungen der Versorgung zu unterscheiden ist. Diese betreffen den Fetus während der verschiedenen Geburtsphasen in unterschiedlichem Ausmaß.

Im Geburtsverlauf ist zwischen Eröffnungsphase und Austreibungsphase zu unterscheiden. Während der *Eröffnungsphase* kommt es durch die Wehentätigkeit zu einer intraamnialen Druckerhöhung, der die Frucht in Richtung des geringsten Widerstands im Bereich der Zervix ausweicht. Da der Uterus durch seine Bandverbindungen im kleinen Becken fixiert ist, bewirkt die korporale Retraktion unter Propulsion des Fetus an der Zervix eine Distraktion. Dabei eröffnet sich − um den vorangehenden Teil herum − allmählich der Muttermund. Eröffnungswehen treten in rhythmischen Kontraktionen mit einer Frequenz von 5−10/h mit zunehmender Häufigkeit und Intensität auf. Ihre Dauer beträgt 30−60 s. Der intrauterine Druckanstieg erfolgt bis zu 60 mmHg[1]. Unter physiologischen Bedingungen ist in dieser Phase die direkte mechanische Beeinflussung des Fetus im Vergleich zur nachfolgenden Austreibungsphase eher gering. Auch der Druckanstieg im Myometrium während der Wehe bedingt i. allg. nur eine geringe Verminderung der transmuralen Perfusion.

Die für den Fetus belastendere Phase ist die *Austreibungsphase*. Die jetzt auftretenden Austreibungs- bzw. Preßwehen, deren Aufgabe in der Austreibung des Fetus aus dem Geburtskanal steht, führen meistens zu einer wesentlich höheren intrauterinen Druckerhöhung. Es können Druckmaxima bis zu 200 mmHg beobachtet werden. Derartige Druckerhöhungen im Wehengipfel, die

---

[1] 1 mmHg = 133,3 Pa.

den mütterlichen uterinen Perfusionsdruck überschreiten, führen
kurzfristig zu einer Verminderung der uterinen Durchblutung und
damit der O_2-Versorgung des Fetus. Sie werden jedoch unter normalen Bedingungen problemlos kompensiert.

Gleichzeitig ist der Fetus in der Austreibungsphase – besonders
bei Erstgebärenden – erheblichen mechanischen Einflüssen un-
terworfen. Nach Vollständigwerden des Muttermunds tritt als vor-
angehender Teil das kindliche Köpfchen in den knöchernen Geburtskanal des kleinen Beckens ein. Es handelt sich hierbei um einen äußerst komplizierten mechanischen Ablauf, für den allgemein das Prinzip gilt, daß sich der vorangehende Teil dem einfach-
sten Durchtrittsplanum anpassen muß. Erschwert wird – auch unter physiologischen Bedingungen – der Geburtsverlauf durch die
speziellen anatomischen Bedingungen beim Menschen, bei dem im
Gegensatz zur geraden Geburtslinie beim Vierfüßler, die Füh-
rungslinie einen s-förmigen Verlauf um die Symphyse herum
nimmt. Ferner muß sich das kindliche Köpfchen in seiner ovalen
Form durch eine Drehung um 90° im Geburtsverlauf zunächst im
querovalen Beckeneingang, dann dem längsovalen Beckenausgang
anpassen. Erschwerend kommt hinzu, daß das optimale Durchtrittsplanum aufgrund der Form des kindlichen Köpfchens nur
durch eine maximale Beugung des Köpfchens auf die Brust erreicht werden kann. Nur wenn diese Mechanismen zusammen mit
einer koordinierten Wehentätigkeit problemlos ineinandergreifen,
nimmt die Geburt ihren normalen Verlauf. Bereits geringe Störungen dieser komplexen Mechanismen können zu erheblichen Verzö-
gerungen des Geburtsverlaufs führen und erhebliche Druckeinwir-
kungen auf das kindliche Köpfchen bewirken. Da besonders die
Preßwehen im letzten Anteil der Austreibungsphase derartige Ef-
fekte hervorrufen können, ist es wenig ratsam, insbesondere Erstgebärende zu früh zum aktiven Mitpressen aufzufordern.

1.4 Akute ante- und intrapartale Versorgungsstörungen des Fetus

P. Brockerhoff

Akute Versorgungsstörungen des Fetus vor und während der Geburt können sowohl von der Mutter wie auch von der fetoplazentaren Einheit ausgehen (Tabelle 1).

1.4.1 Mütterliche Ursachen

Eine akute Herabsetzung der Perfusion der Gebärmutter auf der mütterlichen Seite muß zwangsläufig die Leistung der Plazenta als respiratorisches Austauschorgan herabsetzen und somit – je nach Ausmaß der Störung – zu einer akuten Mangelversorgung der Plazenta und damit des Fetus führen. Die Herabsetzung der uterinen Perfusion kann verschiedenste mütterliche Ursachen haben: als häufigste, aber auch harmloseste Ursache kann das sog. *aortokavale Kompressionssyndrom* gewertet werden. Dieses entsteht, wenn bei Rückenlage der Schwangeren die schwere Gebärmutter, die deszendierende Aorta, v. a. aber die V. cava inferior komprimiert und dadurch unter den Bedingungen eines verminderten Herzzeitvolumens ein hinreichender Perfusionsdruck im Bereich der Uterusarterien nicht mehr aufrechterhalten werden kann. Während hierbei die Mutter mit den klinischen Zeichen eines Kreislaufkollapses reagiert, sind seitens des Fetus als Zeichen der akuten Versorgungsstörung häufig gleichzeitig Herztondezelerationen zu beobachten. Die Störung kann durch eine sofortige Seitenlagerung der Schwangeren fast immer umgehend behoben werden.

Mütterliche Blutdruckabfälle können aber auch durch schwerwiegendere Regulationsstörungen (z. B. schwere mütterliche Hypotonie) oder durch einen mütterlichen *Volumenmangel* bedingt durch stärkere mütterliche Blutverluste z. B. nach Trauma oder bei Placenta praevia ausgelöst sein.

Tabelle 1. Schematische Darstellung der möglichen Störungen im fetomaternalen Stoffaustausch. (Nach Berg 1988)

Mutter	Plazenta	Fetus
A. uterina →	Diffusionsoberfläche (Gesamtzottenoberfläche) Ausbildungszustand der synzytiosinusoidalen Stoffwechselmembranen	→ V. umbilicalis
↓		↓
V. uterina ←	Diffusionsstrecke aktive Zellleistung beim Transport hoch molekularer Stoffe	← A. umbilicalis
↓	↓	↓
↓	*mögliche Störungen*	
↓	↓	↓
Verringertes Angebot an Substraten	Verringerung der Diffusionsfläche (z. B. bei Hypoplasie oder Infarkten)	Nabelschnurkomplikationen
↓	↓	
Verringerung des Perfusionsdrucks	Verlängerung der Diffusionsstrecke (z. B. bei Kollagenisierung des Zottenstromas, Fibrinablagerungen)	
– arterielle Vasokonstriktion bei Hypertonie		
– venöser Druckanstieg (V.-cava-Kompressionssyndrom)	↓	
– mütterlicher Schock	Verringerung der intervillösen Durchblutung (z. B. bei mangelhafter Ausbildung der Stoffwechselmembranen)	
– Myometriumkontraktionen		

Ein allgemeiner mütterlicher *Gefäßspasmus*, der als verbindendes pathophysiologisches Prinzip bei der schwangerschaftsinduzierten, proteinurischen Hypertonie (früher: EPH-Gestose) angesehen wird, trägt sicher ganz erheblich zu den bei diesem Krankheitsbild sehr häufig beobachteten akuten Versorgungsstörungen des Fetus bei.

Als weitere uterine Ursache hierfür muß schließlich noch die für Mutter und v. a. Fetus in hohem Maße vital-gefährliche *Uterusruptur* genannt werden.

1.4.2 Plazentare Ursachen

Die Ablösung der normal sitzenden Plazenta vor der Geburt des Kindes wird als vorzeitige *Plazentalösung* oder auch als Abruptio placentae bezeichnet. Je nach Ausmaß führt sie zu einer totalen oder partiellen Unterbrechung des maternofetalen Stoffaustausches. Sind mehr als 2/3 der Plazentaoberfläche von der Gebärmutter gelöst, so tritt meist unmittelbar der intrauterine Fruchttod ein. Von dieser schweren Form der vorzeitigen Plazentalösung, die meist auch mit einem lebensbedrohlichen Schockzustand der Schwangeren infolge massiver innerer Blutungen sowie Gerinnungsstörungen einhergeht, sind mittelschwere Verlaufsformen abzugrenzen: bei ihnen besteht ein Restkontakt zwischen der Plazentaoberfläche und der Gebärmutter, über den noch Austauschfunktionen möglich sind. Die Funktionseinschränkungen sind jedoch meistens so ausgeprägt, daß sie nur über kurze Zeit kompensiert werden können. Fast immer entsteht eine intrauterine Asphyxie des Fetus. Lediglich sehr leichte Verlaufsformen der vorzeitigen Plazentalösung können ohne mütterliche und fetale Symptome bleiben und werden recht häufig erst nach der Geburt bei der Inspektion der Plazenta erkannt.

Chronische Funktionsstörungen der Plazenta (s. 1.2) können aus einem noch kompensierten Zustand dann in eine akute Versorgungsstörung des Fetus übergehen, wenn zusätzliche Funktionsbeeinträchtigungen auftreten: Hierzu ist unter der Geburt v. a. die schon beschriebene vorübergehende Perfusionsminderung der Plazenta während der *Wehe* zu rechnen.

Unkoordinierte Wehentätigkeit (z. B. sehr heftige und häufige Wehentätigkeit bei einem bestehenden Geburtshindernis oder nach Überdosierung von Wehenmitteln) kann aber auch bei einer bisher nicht leistungseingeschränkten Plazenta zu einer Mangelversorgung des Fetus führen.

1.4.3 Nabelschnurkomplikationen

Die in der Fruchthöhle als einzige direkte Verbindung zwischen Fetus und Plazenta frei verlaufende Nabelschnur ist v. a. unter der Geburt verschiedensten Belastungen ausgesetzt. Die anhaltende Unterbrechung oder Drosselung der Nabelschnurdurchblutung stellt eine ernste Bedrohung des Fetus dar.

Beim *vorzeitigen Blasensprung* kann besonders bei reichlicher Fruchtwassermenge die Nabelschnur am vorangehenden Teil in den Geburtskanal gespült und nachfolgend von diesem dann abgequetscht werden. Der *Nabelschnurvorfall* tritt nur etwa in 0,5% aller Entbindungen auf, hat jedoch eine hohe durch Hypoxie bedingte kindliche Komplikationsrate, weil das Ereignis oft unerwartet und nicht sogleich erkennbar auftritt und die zur Entlastung der vorgefallenen und komprimierten Nabelschnur − in Form von Tokolyse und Hochschieben des vorangehenden Kopfes mit der Hand in der Vagina bis zur Entbindung der Schwangeren − kontinuierlich erforderlichen Sofortmaßnahmen häufig zu spät einsetzen.

Nabelschnurumschlingungen werden bei 20% aller Geburten beobachtet. Ihre Bedeutung für das Entstehen perinataler Pathologie wird aber wahrscheinlich überschätzt. Erfahrungsgemäß führen nur etwa in 1/10 aller Fälle Nabelschnurumschlingungen zu akuten Versorgungsstörungen des Fetus. Diese treten bei bestehenden Nabelschnurumschlingungen dann meist unter der Geburt auf, wobei es durch Lageveränderungen des Fetus zur Plazenta zum festen Anziehen von Nabelschnurumschlingungen und auch Nabelschnurknoten kommt. Die rechtzeitige Erfassung dieser Komplikationen ist eine der vorrangigen Aufgaben der heute standardmäßigen kontinuierlichen Überwachung des Fetus unter der Geburt (s. unten).

Fetale Blutverluste unter der Geburt können nicht nur bei der Placenta praevia oder der vorzeitigen Plazentalösung, sondern auch bei Nabelschnureinrissen zu einer akuten Mangelversorgung des Fetus unter der Geburt mit posthämorrhagischem Schock des Neugeborenen führen. Das spontane Einreißen eines Nabelschnurgefäßes unter der Geburt ist ein außerordentlich seltenes Ereignis, sofern nicht eine Insertio velamentosa vorliegt. Hierbei handelt es

sich um eine häutige Einpflanzung der Nabelschnur auf den Ei-
häuten mit ungeschütztem Gefäßverlauf. Liegt dieser Gefäßverlauf im Bereich des unteren Eipols (Vasa praevia) so können mit
dem Blasensprung bzw. der Blasensprengung im Falle einer Ge-
burtseinleitung diese Gefäße einreißen.

1.4.4 Diagnostik

Bei vorübergehenden akuten respiratorischen Versorgungsstörungen
des Fetus kommt es häufig zum Absetzen von *Mekonium* in das
Fruchtwasser, welches hierdurch grünlich verfärbt wird. Der Nachweis von *grünem Fruchtwasser*, der unter der Voraussetzung eines
hinreichend geöffneten Muttermunds durch Fruchtwasserspiegelung (Amnioskopie) erfolgen kann, ist somit als Hinweis auf eine
vorangegangene Versorgungsstörung des Fetus zu werten, über deren Ausmaß und klinische Bedeutung jedoch aufgrund dieser
Methodik keinerlei Aussagen gemacht werden können. Die Fruchtwasserspiegelung hat somit gegenüber früher an Bedeutung erheblich verloren, zumal aus einem unauffälligen amnioskopischen Be-
fund andererseits keinesfalls mit hinreichender Sicherheit auf ein in-
trauterines Wohlergehen des Fetus geschlossen werden kann.

Im Vordergrund der Diagnostik akuter Versorgungsstörungen
des Fetus steht heute die kontinuierliche fetale *Herztonüberwachung*. Wegen der differenzierteren Aufzeichnungs- und Interpre-
tationsmöglichkeiten sowie der präziseren Dokumentation hat dabei die kontinuierliche elektronische Ableitung der fetalen Herzaktion mit gleichzeitiger Registrierung der uterinen Aktivität (Kardiotokogramm, CTG) Vorrang vor der (in geübter Hand keinesfalls ineffektiven) intermittierenden Herztonüberwachung mittels
Stethoskop gewonnen. Die Ableitung der kindlichen Herzaktion
kann hierbei elektrisch über Elektroden, phonographisch oder unter Verwendung des Dopplereffekts sonographisch erfolgen. Zur
Interpretation der Kardiotokographie werden lang-, mittel- oder
kurzfristige Veränderungen der fetalen Herzfrequenz unter Bezug
zur Venentätigkeit herangezogen.

Als *langfristige Veränderungen* werden Abweichungen von der
Basalfrequenz, die im Normalfall zwischen 120 und 160 Schlägen/

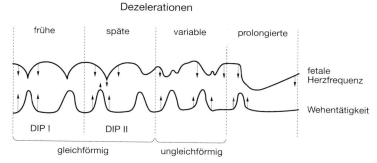

Abb. 2. Schematische Darstellung verschiedener Dezelerationstypen im Kardiotokogramm

min liegt, bezeichnet. Hierbei sind v. a. bradykarde Veränderungen des fetalen CTG schwerwiegende Hinweise auf eine intrauterine Gefährdung des Feten. Sie können allenfalls als prognostisch günstig gewertet werden, wenn sie eindeutig auf einer orthostatischen Dysregulation oder einem V.-cava-Syndrom beruhen (s. oben).

Bei der Beschreibung *mittelfristiger Veränderungen* der fetalen Herzfrequenz wird zwischen *Akzelerationen* und *Dezelerationen* unterschieden (Abb. 2). Für die Diagnostik akuter Versorgungsstörungen des Fetus werden v. a. Dezelerationen, die im Sprachgebrauch auch als sog. *DIPs* bezeichnet werden, herangezogen. Verlangsamungen der fetalen Herzfrequenz, die mit Wehenbeginn anfangen und mit Wehenende zur Basalfrequenz zurückkehren, werden als frühe Dezelerationen (DIP 1) bezeichnet. Sie treten unter der Geburt v. a. nach Blasensprung mit einer Häufigkeit von 5 − 10% auf und werden als Folge einer geburtsmechanisch ausgelösten Funktionsbeeinträchtigung des vegetativen Nervensystems erklärt. Sie können somit i. allg. als prognostisch günstig gewertet werden. Ernstzunehmende Zeichen einer intrauterinen Gefährdung des Fetus sind demgegenüber späte Dezelerationen (DIP 2). Diese weisen im Zusammenhang mit der Wehe eine klare zeitliche Verzögerung auf − als Zeichen reduzierter oder nicht mehr vorhandener Kompensationsmöglichkeiten. Derartige Spätdezelerationen, die nicht selten in Verbindung mit anderen als pathologisch zu wertenden CTG-Veränderungen auftreten, sind somit schwerwiegende Hinweise auf eine hypoxische Gefährdung des Fetus. Sie fordern die höchste Aufmerksamkeit des Geburtshelfers, wobei die Frage, wie lange bei Vorliegen eines späten Dezelerationsmusters abgewartet werden darf und wann die Geburt zu beenden ist, nicht allgemein verbindlich beantwortet werden kann. Die Entscheidung ist von individuellen Faktoren wie Geburtsverlauf, Höhenstand, Parität usw. abhängig. Bei konservativem Vorgehen ist allerdings stets die Durchführung einer Mikroblutuntersuchung (s. unten) indiziert. Bei persistierenden späten Dezelerationen bleibt jedoch meist als einzige Therapie nur die alsbaldige Geburtsbeendigung, da eine lineare Zunahme der fetalen Azidität in Abhängigkeit von der Anzahl der späten Dezelerationen nachweisbar ist.

Dezelerationen, die mit jeder Wehe ein anderes Bild annehmen und in zeitlich variablem Bezug zur intrauterinen Druckkurve stehen, werden als *variable Dezelerationen* bezeichnet. Sie sind häufig durch Nabelschnurkomplikationen bedingt. Während leichte variable Dezelerationen allgemein ohne Azidosegefahr für das Kind sind, gehen mittelschwere und schwere Dezelerationen mit einem signifikanten pH-Abfall beim Fetus einher, was bei zuwartendem Vorgehen unter der Geburt ebenfalls die Durchführung einer Mikroblutuntersuchung erforderlich macht.

Hinsichtlich der kurzfristigen Veränderungen der fetalen Herzfrequenz lassen sich verschiedene Oszillationstypen unterscheiden. Für die Diagnostik chronischer und akuter Versorgungsstörungen des Fetus ist v. a. der Nachweis einer eingeschränkten Oszillation von Bedeutung. Ist ausgeschlossen, daß die Einschränkung der Oszillation durch einen physiologischen Ruhezustand des Fetus oder durch Wirkungen von an die Mutter verabreichten zentralvenös dämpfenden Medikamenten bedingt ist, so ist die Einschränkung der Oszillation im CTG als ein wichtiges potentielles Hypoxiezeichen zu werten.

Auch intrauterin führt ein O_2-Mangel zu einer anaeroben Glykolyse mit Anhäufung von sauren Stoffwechselprodukten. Das Ausmaß der hieraus resultierenden Azidose kann durch die Beurteilung des pH-Werts des fetalen Kapillarbluts bestimmt werden (Abb. 3). *Die Mikroblutuntersuchung* kann jedoch nur durchgeführt werden, wenn der Gebärmutterhalskanal weitgehend eröff-

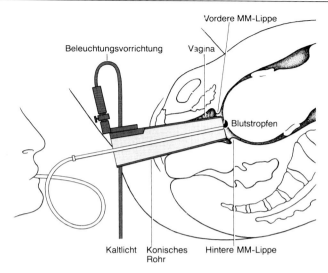

Abb. 3. Schematische Darstellung der Blutentnahme unter der Geburt vom vorausgehenden Teil des Fetus. (Mikroblutuntersuchung nach Saling)

net und die Fruchtblase gesprungen ist. Bei normalen pH-Werten des fetalen Kapillarbluts kann unter der Bedingung einer lückenlosen weiteren kardiotokographischen Überwachung zumindest für die Dauer von 30 min (dann ggf. erneute Mikroblutuntersuchung) zugewartet werden; präazidotische Werte erlauben dies in Abhängigkeit von weiteren geburtshilflichen Faktoren bei kurzfristigerer Kontrolle ggf. auch. Bei azidotischen pH-Werten des fetalen Kapillarbluts (unter 7,20) ist jedoch eine unmittelbare Geburtsbeendigung erforderlich.

1.5 Physiologie der peripartalen Umstellung – Physiologie des Neugeborenen

H. Stopfkuchen

Der diaplazentare Gas- und Substrataustausch zwischen Schwangerer und Fetus ist nur ein Teilaspekt physiologischer Vorgänge im Fetalleben.

Vor allem für das Verständnis der peripartalen Umstellung ist darüber hinaus die Kenntnis weiterer insbesondere der respiratorischen und Herz-Kreislauf-Funktionen des Fetus von Bedeutung.

1.5.1 Herz-Kreislauf-System

Fetaler Kreislauf

Das mit O_2 und Nährstoffen angereicherte Fetalblut verläßt die Plazenta über die Nabelvene und gelangt direkt über den Ductus venosus Arantii oder nach Durchströmen der Leber über die Lebervenen in die V. cava inferior.

Die V. cava inferior erhält also einerseits arterialisiertes Blut direkt aus der Plazenta, zum anderen venöses Blut aus der Leber, dem Magen-Darm-Kanal und der unteren fetalen Körperhälfte. Die V. cava superior hingegen führt rein venöses Blut aus der oberen Körperhälfte.

Der Hauptanteil des arterialisierten Blutes aus der V. cava inferior gelangt unter Umgehen des Lungenkreislaufes über das Foramen ovale direkt in den linken Vorhof und den linken Ventrikel. Der kleinere Anteil vereinigt sich mit dem Blut der V. cava superior. So entsteht aus der relativ hohen Sättigung des Blutes der V. cava inferior und der niedrigen Sättigung des Blutes der V. cava superior arteriell-venöses Mischblut, das über den rechten Vorhof, den rechten Ventrikel, die Pulmonalarterie und den Ductus arteriosus Botalli in die Aorta ausgeworfen wird. Der O_2-Gehalt des

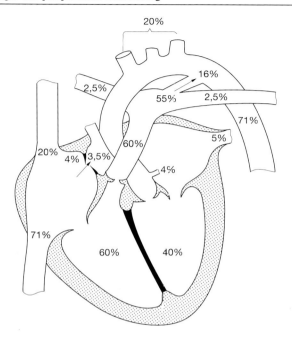

Abb. 4. Fetale Zirkulation: Prozentualer Anteil des Herzzeitvolumens in den verschiedenen Abschnitten des Herzens und in den herznahen Gefäßen beim Lammfetus

Blutes in der A. carotis ist höher als der in der Aorta descendens und den Umbilikalarterien. Nur ein geringer Anteil des rechtsventrikulären Auswurfvolumens mündet in den Lungenkreislauf.

Der fetale Kreislauf zeichnet sich also durch folgende Besonderheiten aus (Abb. 4 und 5):
– Rechter und linker Herzventrikel sind nicht hintereinander geschaltet, sondern arbeiten parallel.
– Der rechte Ventrikel wirft etwa 2/3 des gesamten Herzzeitvolumens (rechter und linker Ventrikel) aus und versorgt damit vorzugsweise die untere Körperhälfte einschließlich der Plazenta.

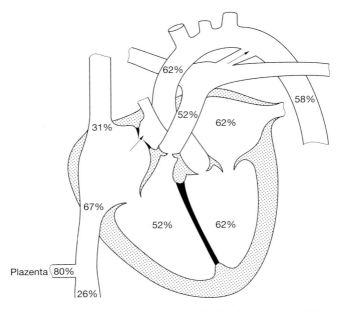

Abb. 5. Fetale Zirkulation: O_2-Sättigung (in %) in den verschiedenen Abschnitten des Herzens und in den herznahen Gefäßen beim Lammfetus

- Rechts-links-Shunts bestehen über den Ductus arteriosus Botalli und das Foramen ovale.
- Ein hoher pulmonaler Gefäßwiderstand verhindert einen stärkeren pulmonalen Blutfluß.
- Das Niederdruckgebiet in der Plazenta bedingt einen niedrigen systemischen Gefäßwiderstand.
- Über den Ductus arteriosus Botalli erfolgt ein Blutdruckausgleich zwischen Aorta und Pulmonalarterie.

Umstellung des fetalen Kreislaufs unmittelbar postpartal

Um ein extrauterines Überleben zu ermöglichen, müssen unmittelbar nach der Geburt im kardiozirkulatorischen System folgende Veränderungen eintreten:

- Der Pulmonalarteriendruck und der pulmonale Gefäßwiderstand fallen ab und bewirken damit eine akute Zunahme des pulmonalen Blutflusses um ein Vielfaches.
- Durch den Wegfall des Plazentarkreislaufs (Niederdruckgebiet) steigt der systemische Gefäßwiderstand geringfügig an.
- Als Folge der Zunahme des venösen Rückstroms über die Lungenvenen in den linken Vorhof und infolge des Anstiegs des systemischen Gefäßwiderstands übersteigt der linksatriale Druck den rechtsatrialen und bewirkt damit den wenn auch zunächst nur funktionellen Verschluß des Foramen ovale. Damit sind rechter und linker Herzventrikel hintereinandergeschaltet. Die Zunahme des systemischen Gefäßwiderstands bei gleichzeitigem starken Abfall des pulmonalen Gefäßwiderstands führt zu einer Blutflußumkehr durch den Ductus arteriosus Botalli (Links-rechts-Shunt), was ebenfalls zu einer Zunahme des pulmonalen Blutflusses beiträgt.

Der dramatische Abfall des pulmonalen Gefäßwiderstands unmittelbar nach der Geburt ist auf mechanische Einflüsse von seiten der Atmung sowie auf Einflüsse verschiedener vasodilatatorisch wirkender Faktoren zurückzuführen. Dazu gehören der p_aO_2-Anstieg, der p_aCO_2-Abfall, Prostazyklin und Bradykinin.

Die unmittelbar nach der Geburt erfolgenden Kreislaufumstellungen führen zu einer stärkeren Belastung des linken Ventrikels (Volumen- und Druckarbeit) und zu einer Abnahme der Belastung des rechten Ventrikels. Darüber hinaus muß die nach der Geburt eintretende Steigerung des O_2-Verbrauchs als Folge z. B. der niedrigeren Umgebungstemperatur und der Atemtätigkeit ebenfalls zumindest teilweise durch eine Zunahme des systemischen Blutflusses kompensiert werden.

1.5.2 Blutvolumen

Während das Blutvolumen eines Erwachsenen 75 – 80 ml/kg KG beträgt, liegen die entsprechenden Werte bei einer Schwangeren vor dem Termin und beim Neugeborenen bei etwa 90 – 100 ml/kg KG (s. Tabelle 2). Bei der Schwangeren ist dies auf eine Zunahme

Tabelle 2. Erythrozytenvolumen, Plasmavolumen, Blutvolumen und Hämatokrit bei der Frau, der Schwangeren vor dem Termin sowie beim Neugeborenen nach verzögertem oder sofortigem Abnabeln

	Körpergewicht [kg]	Erythrozytenvolumen [ml/kg]	Plasmavolumen [ml/kg]	Blutvolumen [ml/kg]	Hämatokrit [%]
Frau	57,5	27	49	76	41
Schwangere vor Termin	71,7	27	67	94	29
Neugeborenes (verzögertes Abnabeln)	3,3	49	44	93	60
	3,1	55	43	98	56
	1,9	62	45	107	58
Neugeborenes (sofortiges Abnabeln)	3,8	31	51	82	44
	2,5	40	45	85	47
	1,9	41	49	90	46

des Plasmavolumens, beim Neugeborenen hingegen auf eine Zunahme des Erythrozytenvolumens zurückzuführen. Letzteres ist umso ausgeprägter, je unreifer das Neugeborene ist.

Das unmittelbar postpartal vorhandene Blutvolumen hängt vom Zeitpunkt des Abnabelns ab, da sich zum Zeitpunkt der Geburt bis zu 1/3 des Blutvolumens in der Plazenta befindet. Wird das Neugeborene unterhalb des Plazentaniveaus gehalten, geht innerhalb einer Minute die Hälfte dieses Blutvolumens aus der Plazenta in das Neugeborene über. Wird das Abklemmen der Nabelschnur noch weiter hinausgezögert, ist der transfundierte Anteil noch größer. Allerdings tritt bei den Neugeborenen (auch bei den Frühgeborenen), die durch das verzögerte Abnabeln eine Plazentatransfusion erhalten haben, während der ersten 30 min und anhaltend über 4 h ein Großteil des so gewonnenen Plasmavolumens aus dem Intra- in den Extravasalraum über. Dennoch haben verzögert abgenabelte Neugeborene auch noch 72 h nach der Geburt ein größeres Blutvolumen als sofort abgenabelte Neugeborene. Während der ersten 12 Lebensstunden bedingt das größere Blutvolumen der spät abgenabelten Neugeborenen u.a. einen höheren Blutdruck und eine höhere glomeruläre Flußrate.

1.5.3 Respiratorisches System

Respiratorisches System beim Fetus

In der fetalen Lunge befinden sich präpartal etwa 30 ml/kg KG einer vom Lungenepithel produzierten Flüssigkeit einschließlich des von den Pneumozyten Typ II ab der 24. Schwangerschaftswoche (SSW) gebildeten *Surfactant.* Diese Menge entspricht in etwa der funktionellen Residualkapazität des Neugeborenen. Diese Flüssigkeit wird periodisch aus der Trachea ausgestoßen, geschluckt oder in die Amnionflüssigkeit abgegeben. Normalerweise ist diese Lungenflüssigkeit nicht mit Amnionflüssigkeit kontaminiert. Wenn der Fetus jedoch in einen asphyktischen Zustand gerät und tiefe Atemzüge zu machen beginnt, gelangt auch Amnionflüssigkeit in die Lunge.

Unter Wehentätigkeit kommt es bereits vor der Geburt zu einer erheblichen Reduktion der intraluminalen Lungenflüssigkeit.

Bereits ab der 10. Gestationswoche führt der Fetus intermittierend *Atembewegungen* durch. Diese Atemtätigkeit − woran Zwerchfell- und Interkostalmuskulatur beteiligt sind − steht dabei in einem kausalen Zusammenhang mit dem Schlaftyp. Sie treten wahrscheinlich nur während des REM-Schlafs auf. Blutgasveränderungen kommt da hingegen nur ein modifizierender Einfluß zu. Obwohl bei dieser intrauterinen Atemtätigkeit nur sehr kleine Atemzugvolumina bewegt werden, sind diese Atembewegungen wichtig für die Entwicklung der Atemmuskulatur und für das Lungenwachstum.

Respiratorisches System beim Neugeborenen

Die Belüftung der Lunge, d. h. der Austausch der in der Lunge vorhandenen Flüssigkeit gegen Luft erfolgt vorwiegend innerhalb der ersten Minuten nach der Geburt. Etwas Flüssigkeit (etwa 10 ml) wird während der Passage des Neugeborenen durch den Geburtskanal aus dem Oropharynx und aus den oberen Luftwegen herausgepreßt (Kompressionsdrücke gelegentlich bis 250 cmH$_2$O[2]), ohne

---

[2] 1 cmH$_2$O = 98,07 Pa.

daß allerdings ein nachfolgendes Wiederausdehnen der Brustwand mit Luftansaugen eintritt. Bei Frühgeborenen und bei mittels Kaiserschnitt entbundenen Kindern entfällt dieser Mechanismus des Auspressens des Lungenwassers, was einen höheren Wassergehalt in den Lungen bedingt und den Übergang zu einer ausreichenden Spontanatmung erschwert.

Nach der Passage durch den Geburtskanal erfolgt der *erste extrauterine Atemzug*. An dessen Auslösung sind eine Vielzahl von Faktoren beteiligt:
Stimuli wie Kälte, Licht, Geräusche, Schwerkraft und Schmerzen addieren sich zu Hyperkapnie, respiratorischer Azidose und Hypoxie − Folgen der normalen Wehentätigkeit mit ihrem intermittierenden Sistieren der plazentaren Perfusion. Während des ersten aktiven extrauterinen Atemzugs wurden *negative intrathorakale Drücke* von bis zu minus 80 cmH$_2$O gemessen. Diese hohen Drücke wurden als notwendig erachtet, um die hohen Flußwiderstände, die Trägheit der Flüssigkeit in den Atemwegen, die elastische Retraktion der Lungen und die Oberflächenspannung an den Gas-Flüssigkeits-Grenzflächen zu überwinden. Neuere Studien zeigen allerdings, daß die meisten Neugeborenen lediglich *Inspirationsdrücke* von etwa minus 20−35 (nur gelegentlich über 50) cmH$_2$O über 0,3−0,5 s benötigen, um ein Inspirationsvolumen von 40 ml zuzuführen. Davon verbleibt bei der Ausatmung trotz eines hohen Exspirationsdrucks von bis zu 70 cmH$_2$O etwa die Hälfte in der Lunge. Beim 2. Atemzug werden dann etwa 20 ml ein- und auch wieder ausgeatmet.

Innerhalb der ersten 10 min nach der Geburt fallen die Atemwegswiderstände dramatisch ab, während das Ruhevolumen der Lunge entsprechend schnell zunimmt. Während des Anpassungsvorgangs an die Luftatmung muß die noch in der Lunge befindliche Flüssigkeit eliminiert werden. Der größte Teil gelangt ins Interstitium, von wo er in pulmonale Lymphgefäße und Kapillaren absorbiert wird, was durch die zu diesem Zeitpunkt vorliegenden hohen Katecholaminspiegel gefördert wird. Folglich kommt es während der ersten 6 h nach der Geburt zu einer erheblichen Zunahme des Lymphflusses in der Lunge.

Neugeborene beginnen üblicherweise innerhalb der ersten 30 s zu atmen und haben nach 90 s eine regelmäßige Atmung. Leichte

Azidose, Hyperkapnie, Hypoxie, Schmerz, Kälte, Berührung, Geräusche und das Abklemmen der Nabelschnur stimulieren und unterhalten auch weiterhin eine rhythmische Atmung.

Atemregulation

Das *Atemzentrum* im Bereich des Hirnstamms ist wahrscheinlich bei Geburt noch nicht völlig ausgereift, auch wenn in den letzten 10 SSW wohl ein beschleunigter Reifungsprozeß abläuft.

Unspezifischen Reizen wie REM-Schlaf, Schmerz, Kälte oder Berührung kommt sicherlich eine das Atemzentrum aktivierende Bedeutung zu.

Der stärkste metabolische Reiz auf das Atemzentrum des Neugeborenen geht wahrscheinlich vom CO_2 aus. Im Gegensatz zum Frühgeborenen, das noch ein vermindertes Ansprechen zeigt, ist die respiratorische Antwort auf Veränderungen des *pCO_2* beim Neugeborenen ähnlich wie beim Erwachsenen.

Veränderungen des arteriellen *pO_2* werden über Chemorezeptoren im Bereich der Karotis vermittelt. Da die p_aO_2-Werte beim Neugeborenen niedrig sind, besteht eine erhebliche hypoxische Grundstimulation. Reine O_2-Zufuhr bedingt deshalb eine kurze Atemdepression, die allerdings von einer Hyperventilation gefolgt ist. Darüber hinaus bewirken instabile p_aO_2-Werte eine intensive intermittierende Atemstimulation.

Hypoxie führt beim Fetus sowie beim Neugeborenen während der ersten 12 Lebensstunden zur sofortigen Atemdepression.

Afferente Trigeminusfasern von der Gesichtshaut und der Nasenschleimhaut beeinflussen ebenfalls die Atemtätigkeit. Ein Kältereiz auf der Gesichtshaut stimuliert die Atemtätigkeit, während eine Irritation der Nasenschleimhaut zu einer Hemmung der Atmung und zur Bradykardie führt. Zu intensives Absaugen der Nase nach der Geburt kann deshalb ggf. reflektorisch zum Auftreten einer Apnoe und Bradykardie führen. Gleiches gilt für eine zu intensive Reizung der Larynxschleimhaut.

1.5.4 Blutgase und Säure-Basen-Haushalt

Im fetalen Blut sind die p_aCO_2-Spiegel etwas höher und die p_aO_2-Spiegel deutlich niedriger als beim Neugeborenen (s. Tabelle 3). Diese Unterschiede werden während der Wehen wegen des dabei beeinträchtigten plazentaren Gasaustauschs noch deutlicher. Zum Zeitpunkt der Geburt besteht eine Kombination aus respiratorischer und metabolischer Azidose bei niedrigem p_aO_2. Die metabolische Azidose bei der Geburt resultiert aus der transplazentaren Passage mütterlichen Laktats (Folge der Wehenarbeit) sowie aus der Produktion von Laktat durch den Fetus (anaerober Metabolismus während der uterinen Kontraktionen). Obwohl der p_aO_2 des Neugeborenen nach der Geburt rasch ansteigt, nimmt die gemischte Azidose während der ersten 10 min nach der Geburt sogar noch zu, um dann erst in den folgenden 50 min zu verschwinden.

Der im Vergleich mit älteren Kindern niedrige p_aO_2/F_IO_2-Quotient des Neugeborenen ist v. a. auf Rechts-links-Shunts über das Foramen ovale, den Ductus arteriosus Botalli und/oder durch schlecht belüftete Lungenbezirke zurückzuführen. Dieser Rechts-links-Shunt kann in der ersten Stunde nach der Geburt 22% des gesamten Herzzeitvolumens betragen.

1.5.5 Wasser- und Elektrolythaushalt

Der Organismus des reifen Neugeborenen besteht zu 75% aus *Wasser*, zu 10% aus Fettgewebe und zu 12% aus Eiweiß. Dies ist das Ergebnis einer intrauterinen Entwicklung, die durch eine permanente Abnahme des Wassergehalts bei gleichzeitiger Zunahme des Protein- und Fettgehalts charakterisiert ist (s. Tabelle 4). Die Abnahme der *Gesamtkörperwassermenge* resultiert dabei allein aus der Abnahme des extrazellulären Wassergehalts, der von 60% des Körpergewichts in der 20. SSW auf 45% des Körpergewichts in der 40. SSW abfällt. Der intrazelluläre Wassergehalt hingegen steigt von 25% auf 33% des Körpergewichts an. Der Anteil der *Extrazellularflüssigkeit* am Körpergewicht von 45% ist etwa doppelt so hoch wie beim Erwachsenen. Im Hinblick auf die Intrazellularflüssigkeit bestehen derartige Unterschiede nicht. Beim Neugebo-

Tabelle 3. pH und Blutgaswerte (pCO$_2$, pO$_2$, Basenexzeß) beim Fetus (kapillar, Skalp) sowie beim gesunden reifen Neugeborenen (arteriell, Nabelarterie) 10 und 30 min nach der Geburt (*pp*)

	Fetus	Nabelarterie	10 min pp	30 min pp
pH	7,3	7,24	7,21	7,3
pCO$_2$ (mmHg)	46	49	46	38
pO$_2$ (mmHg)	25	16	50	54
Basenexzeß (mmol/l)	− 4,5	− 7	− 10	− 7

Tabelle 4. Körperzusammensetzung des menschlichen Fetus

Gewicht [g]	Gestationsalter (Woche)	Wasser [%]	Protein [%]	Fett [%]	Sonstiges [%]
700	24	88,6	8,8	0,1	2,5
1000	27	85,7	9,4	2,4	2,5
1500	30	82,6	10,1	4,9	2,4
2000	33	79,8	10,8	6,9	2,5
2700	36	77,3	11,4	8,7	2,6
3300	39	74,8	11,9	10,5	2,8

renen ist die hohe Gesamtkörperwassermenge also allein durch die große extrazellulare Flüssigkeitsmenge bedingt.

Die *Kaliumspiegel* im Nabelschnurblut des reifen Neugeborenen liegen deutlich über denen, die bei Erwachsenen gemessen werden, fallen jedoch bereits in der ersten Lebensstunde deutlich ab. Dahingegen liegen die *Natriumspiegel* im Nabelschnurblut des reifen Neugeborenen allenfalls gering über denen, die im Blut Erwachsener gemessen werden.

Frühgeborene weisen im Vergleich mit Reifgeborenen sowohl niedrigere Kalium- als auch niedrigere Natriumspiegel auf. Da jedoch der intrauterine Flüssigkeits- und Elektrolytstatus von dem der Mutter sowie von der Plazentafunktion abhängt, ist auch der Elektrolytstatus des Neugeborenen letztlich von dem der Mutter

abhängig. Eine präpartale mütterliche Hyponatriämie führt auch
beim Neugeborenen zu einer Hyponatriämie.

1.5.6 Kohlenhydratmetabolismus

Glukose ist die Hauptenergiequelle für den fetalen Metabolismus.
Während der Schwangerschaft gelangt Glukose über die Plazenta
zum Fetus. Die Glukosekonzentration im Blut der Nabelvene beträgt zwischen 70 und 80% der Werte im mütterlichen Blut.

Bereits ab der 9.–10. SSW, aber insbesondere im 3. Trimester
der Schwangerschaft, wird vorwiegend in der Leber und in der
Muskulatur (Herz-Skelettmuskulatur) Glykogen gespeichert. So
befindet sich in der Leber des reifen Neugeborenen zum Zeitpunkt
der Geburt doppelt soviel Glykogen pro Gewichtseinheit Leber wie
in der des Erwachsenen. Beim Frühgeborenen oder Mangelgebore-
nen hingegen deutlich weniger.

Diese leicht freizusetzenden Kohlenhydratspeicher sind die Voraussetzung für das Überleben während der Wehen und unmittelbar
nach der Geburt. Allerdings kann intrauteriner O_2-Mangel sowohl
zu Synthesestörungen, als auch zum vorzeitigen Abbau der Glyko-
genspeicher führen (insbesondere im Herzen). Bei der Geburt wird
die Versorgung mit Glukose unterbrochen, während der Energiebe-
darf akut ansteigt. Die geringen Kohlenhydratspeicher zwingen
das Neugeborene, die Nutzung von energiereichen Substraten
grundlegend umzustellen, um sich vor den Folgen eines Blut-
zuckerabfalls zu schützen. Die erste Antwort auf dieses Ereignis ist
die Freisetzung des nahezu gesamten Leberglykogens innerhalb
der ersten 2–3 postpartalen Stunden.

Die Blutzuckerkonzentrationen betragen bei der Geburt etwa
60–70% der mütterlichen Werte und hängen dabei von dem Zeitpunkt der letzten Nahrungsaufnahme der Mutter, von der Dauer
der Geburt, vom Geburtsmodus sowie von der Art der intravenö-
sen Flüssigkeitszufuhr bei der Mutter ab. Die Blutzuckerkonzen-
tration fällt dann steil ab auf ein Minimum von etwa 50 mg/dl bei
reifen Neugeborenen bzw. 40 mg/dl bei Frühgeborenen in einem
Alter von etwa 2–4 h, um anschließend wieder leicht anzusteigen.
Stärkere Blutzuckerabfälle finden sich bei Unterkühlung, asphyk-

tischen Neugeborenen, Frühgeborenen, „Small-for-date"-Neugeborenen sowie bei Kindern diabetischer Mütter. Grundsätzlich ist die Regulation des Kohlenhydratmetabolismus beim Neugeborenen zum Zeitpunkt der Geburt noch schlecht entwickelt.

1.5.7 Temperaturregulation beim Neugeborenen

Die Körpertemperatur eines Neugeborenen zum Zeitpunkt der Geburt liegt in einem Bereich von 37 – 39 °C, d. h. etwa 1 °C höher als die mütterliche Temperatur. Dies ist Folge des beeinträchtigten Wärmeaustausches über die Plazenta während der Wehen.

Mit dem Geborenwerden erfolgt selbst unter optimalen Bedingungen (Raumtemperatur 25 – 26 °C) ein abrupter Übergang in eine erheblich kältere Umgebung. Bei reifen Neugeborenen und insbesondere bei frühgeborenen Neugeborenen sind aber die physiologischen und Verhaltensreaktionen auf Wärme- oder Kälteeinwirkung weniger gut entwickelt als bei größeren Kindern oder Erwachsenen. Darüber hinaus bedingt ein niedriges Verhältnis von Körpergewicht zu Körperoberfläche eine zum Wärmeverlust relativ geringere Wärmeproduktion. Die *Wärmeproduktion* in Ruhe ist beim Neugeborenen bezogen auf das Körpergewicht identisch mit der beim Erwachsenen, bezogen auf die Körperoberfläche aber nur halb so groß. Beim Frühgeborenen ist letzteres noch stärker reduziert. *Wärmeverlust* erfolgt mittels Konvektion, Strahlung und Verdunstung (die Konduktion spielt beim Neugeborenen keine Rolle). Der Verlust über die Konvektion hängt im wesentlichen von der Temperaturdifferenz zwischen Hautoberfläche des Kindes und umgebender Luft sowie der Luftgeschwindigkeit in der Umgebung ab. Ungünstig sind deshalb für das Neugeborene kalte, zugige Kreißsäle.

Der Wärmeverlust durch Strahlung ist proportional der Temperaturdifferenz zwischen Hautoberfläche des Neugeborenen und umgebender Oberfläche. Entsprechend ungünstig sind Entbindungsräume mit gekachelten Wänden oder großen Glasscheiben. Jeder Milliliter vom Kind verdunstetes Wasser bedeutet einen Wärmeverlust von etwa 560 cal[3]. 3/4 dieses Verlusts erfolgt dabei

---

[3] 1 cal = 4,187 J.

durch passive Diffusion von Wasser durch die Epidermis (transepidermaler Wasserverlust). Für das reife Neugeborene ist dabei unter praktischen Gesichtspunkten lediglich das Verdunsten von Amnionflüssigkeit auf der feuchten Haut von Bedeutung. Frühgeborene hingegen haben im Vergleich zu den reifen Neugeborenen einen vielfach höheren Wärmeverlust durch Verdunstung wegen des hohen transepidermalen Wasserverlusts.

Kältereiz führt beim Neugeborenen zu einer peripheren Vasokonstriktion mit Umverteilung des Blutes von der Oberfläche zum Körperkern. Bei Frühgeborenen ist diese Reaktion allerdings noch limitiert. Eine Steigerung der Wärmeproduktion durch eine Zunahme der metabolischen Aktivitäten im braunen Fettgewebe ist in den ersten 12 Lebensstunden noch nicht möglich. Ebensowenig verfügen Neugeborene über die Möglichkeit des Kältezitterns. Eine zu hohe Umgebungstemperatur führt auch beim Neugeborenen jenseits der 36. SSW zum Schwitzen. Da aber die Schweißproduktion noch gering ist, ist der daraus resultierende Wärmeverlust durch Verdunstung eher gering. Ein Anstieg der Körpertemperatur führt aber auch bei früh- und termingeborenen Neugeborenen zu einer Vasodilatation, was sich in einer warmen und roten Haut bemerkbar macht.

1.6 Störungen des fetoneonatalen Übergangs

H. Stopfkuchen

1.6.1 Asphyxie

Die weitaus häufigste Ursache für das verzögerte Einsetzen der Spontanatmung beim Neugeborenen ist die Asphyxie.

Von einer Asphyxie spricht man dann, wenn über die Plazenta (Fetus) oder Lunge (Neugeborenes) ein unzureichender Gasaustausch erfolgt.

Chronische Asphyxie

In utero kann eine chronische Asphyxie verursacht werden durch
- eine mütterliche Hypoxie (z. B. zyanotisches Vitium cordis; Herzinsuffizienz; respiratorische Insuffizienz) oder
- eine Beeinträchtigung des plazentoumbilikalen Blutflusses (z. B. mütterliche Hypotension, Katecholaminsekretion, Plazentalösung, Plazentaerkrankung wie Infarzierung, Infektion, Verkalkung; Nabelschnurkompression).

Mit Beginn der fetalen Asphyxie fällt der p_aO_2 innerhalb von 2 min von $25-40$ Torr[4] auf weniger als 5 Torr ab. Der Einsatz des anaeroben Metabolismus führt zum Anstieg von Laktat. Da der p_aCO_2 rasch ansteigt, fällt der pH-Wert innerhalb von weniger als 5 min ab, es entwickelt sich eine *gemischte Azidose*. Das Herzzeitvolumen bleibt in der ersten Phase der Asphyxie unverändert, allerdings bei verändertem Verteilungsmuster. Der Blutfluß zur Leber, Niere, Darm, Muskulatur und Haut ist herabgesetzt, während Herz, Gehirn, Nebennieren und Plazenta weiterhin ausreichend

---

[4] 1 Torr = 133,3 Pa.

mit O_2 versorgt werden. Die Erhaltung der Funktion des fetalen Herzens während einer Hypoxie hängt von seinen Energiereserven ab. Wenn diese aufgebraucht sind, versagt das Myokard, Blutdruck und Herzzeitvolumen fallen ab. Zu diesem Zeitpunkt liegt der pH-Wert meist unter 7,0. Eine Herzfrequenz von weniger als 100/min bedingt eine weitere erhebliche Reduktion des Herzzeitvolumens. Der zentrale Venendruck steigt als Folge einer venösen Vasokonstriktion und der bestehenden Herzinsuffizienz an.

Akute Asphyxie

Eine akute Asphyxie kann während der Geburt oder bei unzureichender Versorgung eines durch andere Ursachen bedingten verzögerten Einsetzens der Spontanatmung unmittelbar danach auftreten.

Im Tierexperiment (Rhesusaffen) geht eine unmittelbar mit der Spontangeburt einsetzende Asphyxie nach etwa 30 s mit dem Auftreten rhythmischer Atembewegungen einher. Diese werden nach kurzer Zeit von konvulsiven Bewegungen begleitet von einem akuten Abfall der Herzfrequenz unterbrochen. Die Haut ist dabei zyanotisch. Diese Apnoephase hält etwa $1/2-1$ min an und wird als *primäre Apnoe* bezeichnet. Diese primäre Apnoe wird erneut abgelöst durch unregelmäßige keuchende Atemzüge. Dabei nimmt die Hautfarbe eine zunächst fleckige, dann blasse Farbe an. Die Herzfrequenz fällt langsamer, der Blutdruck steiler ab. Etwa 8 min nach Beginn der Asphyxie stellt sich dann die terminale oder *sekundäre Apnoe* ein. Diese führt zum Tod, wenn nicht sofort aktive Reanimationsmaßnahmen ergriffen werden. Zum Zeitpunkt des Vorliegens einer primären Apnoe hingegen genügen noch periphere Stimulationen, um die Spontanatmung in Gang zu setzen. Bereits zum Zeitpunkt der primären Apnoe ist der p_aO_2 auf etwa 5 mmHg abgefallen. Nach 5 min liegt der pH bei 7,0, der p_aO_2 unter 2 mmHg und der p_aCO_2 bei 100 mmHg.

Inwieweit die Ergebnisse dieser tierexperimentellen Untersuchungen unter quantitativen Gesichtspunkten auf den Menschen übertragbar sind, ist spekulativ. Prinzipiell dürften aber auch beim menschlichen Neugeborenen analoge Prozesse ablaufen, d. h. auch hier kann es zum Auftreten von primären und sekundären bzw. terminalen Apnoen kommen:

Auf das Vorliegen einer primären Apnoe weisen dabei die klinischen Symptome Zyanose, guter Muskeltonus sowie eine Herzfrequenz von 80−100/min hin.

Für das Vorliegen einer terminalen Apnoe hingegen sprechen schlechte Perfusion, schlaffer Muskeltonus, Bewegungslosigkeit und eine Bradykardie.

Meist ist es allerdings im Einzelfall nicht möglich, allein aufgrund klinischer Kriterien mit Sicherheit zwischen primärer und sekundärer Apnoe zu unterscheiden. Aus diesem Grund sollte man immer von der ungünstigsten Situation, d. h. dem Vorliegen einer terminalen Apnoe ausgehen und entsprechende Reanimationsmaßnahmen sofort und effizient einleiten. Aus der Reaktion auf diese Maßnahmen kann dann im nachhinein auch auf den Schweregrad der Asphyxie geschlossen werden.

1.6.2 Weitere Störungen

Als weitere allerdings seltenere Ursachen für ein verzögertes Einsetzen der Spontanatmung kommen in Betracht:
− das zentrale Nervensystem dämpfende Medikamente,
− Traumatisierung des zentralen Nervensystems,
− Frühgeburtlichkeit,
− Muskelschwäche,
− Anämie,
− kongenitale Fehlbildungen mit Obstruktion der oberen Luftwege.

2 Reanimation

2.1 Risikogeburt

H. Stopfkuchen

Beim Vorliegen folgender Situationen ist mit einer höheren Wahrscheinlichkeit mit einer nicht störungsfrei verlaufenden Geburt zu rechnen.

Situationen auf seiten der Schwangeren

- Alte Erstgebärende (über 35 Jahre),
- vorausgegangene Geburt eines Kindes mit Gelbsucht, Thrombozytopenie, Atemnotsyndrom, angeborene Fehlbildungen,
- vorausgegangene Geburt eines Kindes mit einer erblichen Erkrankung,
- vorausgegangene Totgeburt,
- chronische medizinische Probleme bei der Schwangeren:
  Hochdruck,
  insulinpflichtiger Diabetes mellitus,
  Nierenerkrankungen,
  Lungenerkrankungen,
  Herzerkrankungen,
- Therapie der Schwangeren mit Glukokortikoiden, Diuretika, Zytostatika, Lithium, Reserpin, Magnesium, Tokolytikum,
- Röteln, Herpes simplex, Syphilis oder Aids während der Schwangerschaft,
- Einnahme von Sedativa, Tranquillantia, Narkotika,
- Anämie (Hämoglobin kleiner 10 g/dl),
- EPH-Gestose,
- akute fieberhafte Erkrankung (z. B. Chorioamnionitis),
- Placenta praevia,
- Blutungen vor der Geburt,
- vorzeitiger Blasensprung,
- vorzeitige Plazentalösung.

Geburtshilfliche Situationen

- Ungewöhnliche Kindslage,
- Mißverhältnis zwischen Kopf und Becken,
- Zustand nach intravenöser Gabe von Sedativa oder Analgetika,
- lange Geburtsdauer,
- Hypotension bei der Mutter,
- Nabelschnurvorfall,
- vaginale Beckenendlagenentbindung,
- Vakuumextraktion,
- Zangenentbindung,
- Kaiserschnittentbindung.

Fetale Faktoren

- Mehrlinge,
- Polyhydramnion,
- Mangelentwicklung,
- Frühgeburtlichkeit,
- Postmaturität,
- Blutgruppenunverträglichkeit,
- mekoniumhaltiges Fruchtwasser,
- abnorme Herztöne oder Arrhythmien,
- Kopfschwarten-pH $< 7,25$,
- Dezelerationen.

2.2 Personelle, räumliche und apparative Voraussetzungen

H. Stopfkuchen

2.2.1 Personelle Ausstattung

Bei jeder zunächst normal ablaufenden Geburt kann es unerwartet zum Auftreten von Komplikationen mit der Notwendigkeit zur Reanimation kommen. Deshalb muß bei jeder Geburt jemand anwesend sein, der über das entsprechende notwendige Basiswissen und über die grundlegenden praktischen Fähigkeiten zur Reanimation eines Neugeborenen verfügt.

Mindestens 2/3 der Situationen, in denen nach der Geburt reanimiert werden muß, sind allerdings vorhersehbar (s. „Risikogeburten"). In diesen Fällen besteht demnach die Chance und die Erwartung, daß ein erfahrenes Reanimationsteam, bestehend aus einem intensivmedizinisch geschulten Pädiater und einer in der neonatologischen Intensivpflege ausgebildeten Pflegekraft, rechtzeitig vor der Geburt des gefährdeten Kinds im Kreißsaal anwesend ist. Handelt es sich dabei um Mehrlinge, extrem kleine Frühgeborene oder um sehr komplexe Reanimationsprobleme, wie z. B. das Vorliegen eines Hydrops fetalis, muß das Reanimationsteam personell entsprechend vergrößert werden. Da dies heute meist nur realisierbar ist, indem das Reanimationsteam von seiner Tätigkeit auf einer Neugeborenenintensivstation abgezogen wird, sind weitestgehende Absprachen zwischen Geburtshelfer und Pädiater unumgänglich.

Als besonders günstig ist jedoch die dauernde Präsenz eines mit neonatologischen Problemen vertrauten Pädiaters im Bereich der Kreißsäle zu bewerten.

2.2.2 Arbeitsplatz

Die Neugeborenenreanimation sollte im Kreißsaal selbst oder in einem sich an diesen direkt anschließenden Raum erfolgen. Die

Wände des Reanimationsraumes sollten nicht gekachelt, die Fenster müssen doppeltverglast sein. Die Raumtemperatur sollte 25−26 °C betragen. Zugluft sollte vermeidbar sein.

Für die Durchführung der Reanimation eines Neugeborenen sollte eine sog. „Reanimationseinheit" zur Verfügung stehen. Für die permanente Einsatzbereitschaft dieser „Reanimationseinheit" sollten eine bzw. mehrere Personen institutionalisiert verantwortlich sein.

Im folgenden findet sich ein Vorschlag zur Einrichtung eines Arbeitsplatzes:
− Uhr mit Sekundenzeiger,
− Blutgasmeßgerät (Abb. 6),
− höhenverstellbare „Reanimationseinheit" (s. Abb. 7) mit
  − Wärmestrahler,

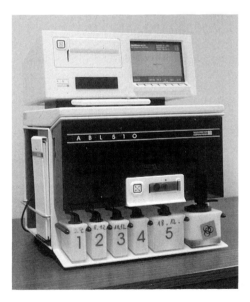

Abb. 6. Blutgasmeßgerät

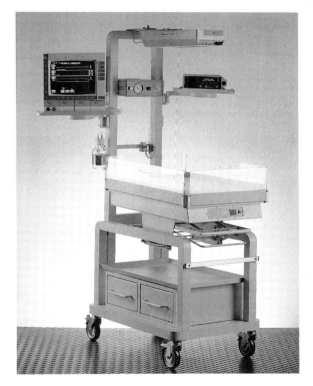

Abb. 7. Reanimationseinheit Heinen-Löwenstein-Modell 1000–1400

- Wärmematte,
- Lichtquelle,
- Absaugvorrichtung,
- O_2-Anschluß mit Befeuchter,
- Monitor für EKG ggf. auch Blutdruck,
- Pulsoxymeter (Abb. 8),
- nichtinvasives Blutdruckmeßgerät (Abb. 9),
- selbstentfaltender Beatmungsbeutel
  (z. B. Baby-Ambu-Beatmungsbeutel R mit Paedi-Ventil und Reservoirschlauch; Laerdal-Beutel; s. Abb. 10 a, b),

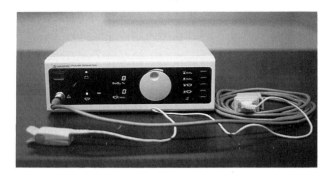

Abb. 8. Pulsoxymeter

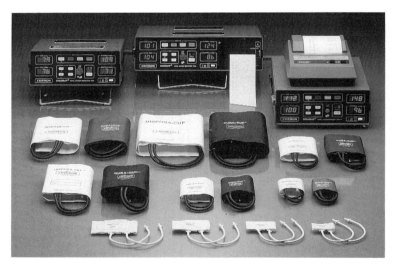

Abb. 9. Blutdruckmeßgeräte mit Manschetten verschiedener Breite (Fa. Criticon)

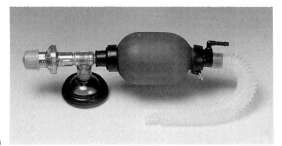

a

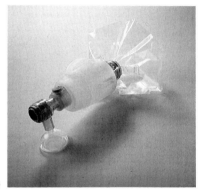

b

Abb. 10. a Baby-Ambu-Beatmungsbeutel mit Paedi-Ventil und Reservoirschlauch, **b** Laerdal-Beutel

- (Kuhn-Besteck),
- Druckmanometer für Beatmungsdruck,
- runde Beatmungsmasken für Frühgeborene und reife Neuge-
  borene Nr. 00, 0, 1
- Guedel-Tuben (Größe 000, 00, 0 und 1),
- Absaugkatheter (Ch. 5, Ch. 6, Ch. 8, Ch. 10),
- Endotrachealtuben (Größe 2, 2,5, 3, 3,5 und 4; s. Abb. 11),
- Einführungsmandrin 2,0 und 3,3 mm,
- Laryngoskopgriffe (Abb. 12),
- Laryngoskopgriff Saling,

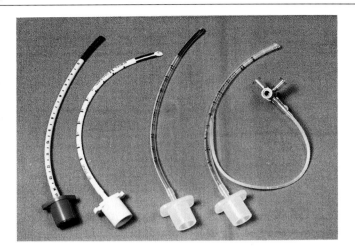

Abb. 11. Endotrachealtuben (*von links nach rechts*): Vygon; Portex; Mallinckrodt mit Monitoringlumen (z. B. Surfactantapplikation) (jeweils 2,5 mm Innendurchmesser)

- Laryngoskopspatel (Abb. 12) (gerade Nr. 0 und Nr. 1, gebogen Nr. 1),
- Laryngoskopspatel Saling mikro und schmal,
- Ersatzbirnen, Ersatzbatterien,
- Xylocaingel 2%ig,
- Magill-Zange 10 cm,
- Stethoskop für Säuglinge,
- Magensonden (3 Größen: 1,0 mm, 1,5 mm, 2,0 mm),
- EKG-Elektroden, Elektrodengel,
- Zubehör für die Punktion peripherer Venen:
  - Butterfly (0,5 mmAD), Dünnwandkanülen 24 gg. (Abb. 13),
  - Pflaster (braun und weiß 2·1,25 cm und 2·2,5 cm Breite),
  - Tupfer (steril) und Desinfektionsmittel,
  - Spritzen und Kanülen,
  - Perfusorspritzen und Leitungen, Transfusionsbesteck, Dreiwegehähne
  - Schienen,

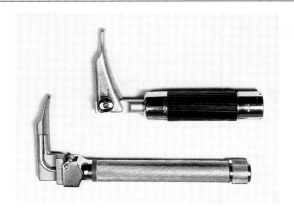

Abb. 12. Laryngoskope: *oben* Saling, *unten* Welch Allyn

- sterile Einmalhandschuhe,
- Silberfolien,
- Nabelvenenkatheter und Nabelarterienkatheter (3,5, 4 u. 5),
- Nabelkatheterbesteck:
  - anatomische Pinzette,
  - chirurgische Pinzette,
  - feine chirurgische Pinzette,
  - Knopfsonde,
  - Schere,
- Blutdruckmanschetten Neonatal (2,5, 3,3, 4,0, 4,8 cm),
- Thermometer,
- Druckaufnehmer und Monitorset,
- Pleuradrainagen,
- Reanimationsmedikamente und Infusionslösungen:
  - Suprarenin,
  - Natriumbikarbonat,
  - Atropin,
  - Alupent,
  - Kalziumglukonat 10%,
  - Dopamin/Dobutamin,
  - Narcanti Neonatal,

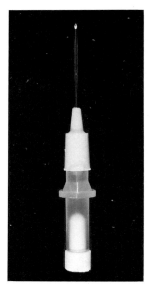

Abb. 13. 24gg.-Dünnwandkanüle (Fa. Critikon)

- Luminal,
- Diazepam,
- Furosemid,
- Heparin,
- Konakion,
- Ampuwa,
- Humanalbumin 5%,
- Biseko,
- Glukose 10%,
- NaCl 0,9%.

2.2.3 Vorbereitungen zur Reanimation

Das in den Kreißsaal gerufene Reanimationsteam, das aus praktischen Erwägungen heraus immer auch einen Notfallkoffer mit-

bringen sollte, muß dort so rechtzeitig eintreffen, daß es genügend
Zeit hat,
— den Reanimationsplatz in einen funktionstüchtigen Zustand zu
  versetzen,
— die wichtigsten Informationen vom Geburtshelfer einzuholen,
— einen situationsgerechten Versorgungsplan aufzustellen.

Folgende Informationen sollte der Pädiater erhalten:
— Alter der Mutter, Zahl der Schwangerschaften und Geburten;
— Gestationsalter/geschätztes Gewicht;
— angenommene Ursache einer etwaigen Frühgeburt;
— Ergebnisse einer vorausgegangenen Amniozentese und Ultra-
  schalluntersuchung;
— Erkrankungen während der Schwangerschaft;
— Schwangerschaftskomplikationen;
— Medikamenteneinnahme während der Schwangerschaft;
— Schicksal früherer Schwangerschaften und Geburten;
— Gesundheitszustand lebender Kinder;
— Gesundheitszustand der Mutter unter der Geburt;
— Geburtsverlauf;
— Medikamentengabe unter der Geburt;
— geplantes weiteres Vorgehen von seiten des Geburtshelfers.

Am Reanimationsplatz müssen folgende Überprüfungen routine-
mäßig vorgenommen und vorbereitende Maßnahmen ausgeführt
werden:
— Raumtemperatur auf 26 °C bei reifen Kindern bzw. 28 °C bei
  Frühgeborenen bringen,
— Anstellen des Wärmestrahlers und der Wärmematte,
— Anwärmen von Stoffwindeln,
— Überprüfen der O_2-Zufuhr (Fluß etwa 4 l/min),
— Aufsetzen einer passenden Maske (in Abhängigkeit von der
  Größe des zu erwartenden Kindes) auf einen Beatmungsbeutel
  und Anschluß an die O_2-Stoffzufuhr,
— Überprüfen der Funktion der Absauganlage bei einem Sog von
  100 mmHg (136 cm H_2O) und Anschließen eines steril ver-
  packten Absaugkatheters (Ch. 10),
— Überprüfen der Funktion des Laryngoskops,

- Bereitlegen passender Endotrachealtuben mit Adapter (in Abhängigkeit von der Größe des zu erwartenden Kindes), von Xylocain-Gel und einer kleinen Magill-Zange,
- Bereitlegen von Reanimationsmedikamenten und passenden Spritzen,
- Aufziehen der Uhr.

2.3 Beurteilung des Neugeborenen

H. Stopfkuchen

Für die Beurteilung des Zustands eines Neugeborenen stehen verschiedene Möglichkeiten zur Verfügung.

2.3.1 Apgar-Schema

Traditionell bedient man sich meist des 1953 von Virginia Apgar entwickelten und nach ihr benannten Schemas:
1, 5 und 10 min nach der Geburt wird der „Apgar-Wert" ermittelt, der sich aus der Addition von 5 Wertungspunkten (0, 1 oder 2) für 5 allerdings qualitativ sehr unterschiedliche Einzelkriterien (Herzfrequenz, Atemtätigkeit, Muskeltonus, Hautfarbe, Reflexerregbarkeit) ergibt. Die maximale Punktzahl beträgt 10 (s. Tabelle 5).
    Grundsätzlich sollten bei Verwendung des Apgar-Schemas aber nicht nur die Endsumme des Schemas Beachtung finden und do-

Tabelle 5. Apgar-Schema

Kriterium	Wertungspunkte		
	0	1	2
Herzfrequenz	fehlend	< 100 Schläge/min	> 100 Schläge/min
Atemtätigkeit	fehlend	langsam; oder unregelmäßig	kräftiges Schreien
Muskeltonus	schlaff	partielle Beugung der Extremitäten	aktive Bewegungen
Reflexerregbarkeit	keine	Grimassieren	kräftiges Schreien bzw. Niesen
Hautfarbe	blaß/blau	Extremitäten blau; Stamm rosig	völlig rosig

kumentiert werden, sondern auch die Bewertung der einzelnen Parameter.

Einzelkriterien

Herzfrequenz

Die normale Herzfrequenz liegt üblicherweise zwischen 120 und 160 Schlägen/min. Ist sie langsamer, sind Herzzeitvolumen und Gewebsperfusion reduziert.

Atmung

Die Atemfrequenz liegt normalerweise zwischen 30 und 60 Atemzügen/min ohne Pause zwischen Ein- und Ausatmung. Eine *Apnoe* kann u. a. Folge einer schweren Azidose, einer Asphyxie, mütterlicher Medikamente, einer Infektion (Meningitis, Sepsis) oder einer Schädigung des Zentralnervensystems sein. Tachypnoe (über 60 Atemzüge/min) tritt u. a. beim Vorliegen einer Hypovolämie, Azidose, Blutung im Zentralnervensystem oder von „Airleaks" oder Lungenerkrankungen (Atemnotsyndrom, Aspiration, Infektion) auf.

Muskeltonus

Die meisten Neugeborenen sind sofort aktiv und reagieren auf Stimulation mit Bewegungen aller Extremitäten. Asphyxie, mütterliche Medikamente, Schädigung des Zentralnervensystems reduzieren den Muskeltonus.

Reflexerregbarkeit

Neugeborene reagieren auf das Kneifen einer Extremität mit Wegziehen und auf das Einführen einer Nasensonde mit Grimassieren oder Schreien. Ein Ausbleiben dieser Reaktionen spricht u. a. für das Vorliegen einer Hypoxie, einer Azidose, einer Sedierung, von mütterlicher Medikamenteneinnahme, von Schädigungen des Zentralnervensystems oder einer angeborenen Muskelerkrankung.

Hautfarbe

Alle Neugeborenen haben bei der Geburt eine leicht bläuliche Hautfarbe, 60 s nach der Geburt sind die meisten Neugeborenen rosig (bis auf Hände und Füße). Beim *Fortbestehen einer Zyanose* nach 90 s muß u. a. an das Vorliegen einer Lungenerkrankung (Atemnotsyndrom, Atemwegsobstruktion, Lungenhypoplasie, kongenitale Zwerchfellhernie), eines niedrigen Herzzeitvolumens, einer Methämoglobinämie, einer Polyzythämie oder eines kongenitalen Herzfehlers gedacht werden. Dies gilt insbesondere dann, wenn das Kind dabei mit Sauerstoff beatmet wird. Säuglinge, die bei der Geburt blaß sind, können asphyktisch, hypovolämisch, azidotisch oder anämisch sein.

Der *1-Minuten-Apgar-Wert* ist zwar kein spezifischer Indikator für das Vorliegen einer Asphyxie, aber er erlaubt doch eine Quantifizierung des Schweregrads einer respiratorischen Insuffizienz und dient somit der Planung des weiteren therapeutischen Vorgehens. Zusätzliche Bedeutung gewinnt der Apgar-Wert bei wiederholter Festlegung im Hinblick auf die Beurteilung der Effizienz eingeschlagener therapeutischer Maßnahmen während der ersten 20 min nach der Geburt.

Den Apgar-Werten nach 5 und 10 min und insbesondere nach 15 und 20 min kommt hinsichtlich der Schweregradbeurteilung einer Asphyxie und hinsichtlich der Wahrscheinlichkeit des Auftretens neurologischer Spätschäden eine gewisse Bedeutung zu, auch wenn dies nicht überbewertet werden darf.

2.3.2 Nabelschnur-pH

Die im Vergleich mit dem Apgar-Wert weitaus bessere Methode zur Erfassung einer Neugeborenenasphyxie ist das Bestimmen des *pH-Werts* und der *Blutgase* in dem Blut, das aus einem Segment der A. umbilicalis nach Abklemmen der Nabelschnur unmittelbar nach der Geburt entnommen wurde. Normalerweise liegt der arterielle Nabelschnur-pH über 7,2. Nabelschnur-pH-Werte unter 7,0 sprechen für eine schwere intrauterine Asphyxie.

Es ist immer wichtig zu bedenken, daß Nabelschnur-pH- und Apgar-Wert nicht übereinzustimmen brauchen! Andere Ursachen als eine Asphyxie können einen niedrigen Apgar-Wert bedingen.

2.3.3 Klinische Beurteilung

Auch wenn man sich des starren zeitlichen Schemas der Bestimmung der Apgar-Werte zur Beurteilung eines Neugeborenen nicht bedienen will, so muß man doch immer anhand klinischer Parameter den Zustand des Neugeborenen sofort nach der Geburt beurteilen. Dazu gehört vorrangig die Beurteilung der Herzfrequenz, der Atemfrequenz, der Atemanstrengungen und − wenn auch von geringerer Bedeutung − der Hautfarbe. Daraus leitet sich dann unmittelbar das weitere Vorgehen ab, ohne daß erst willkürlich festgelegte Zeitintervalle abgewartet werden müssen.

2.4 Reanimationsmaßnahmen

H. Stopfkuchen

2.4.1 Vermeiden von Wärmeverlusten

Wärmeverluste können verhindert, zumindest aber reduziert werden durch das Verbringen des Neugeborenen auf einen Wärmetisch unter einen im voraus angestellten Wärmestrahler sowie durch das sofortige Abtrocknen der Amnionflüssigkeit (auch am Kopf und im Bereich der Achselhöhlen) mit vorgewärmten Tüchern. Die feuchten Tücher müssen dann sofort entfernt werden.

2.4.2 Lagerung

Wenn Reanimationsmaßnahmen erforderlich werden, wird das Neugeborene auf dem flachen Reanimationstisch (ggf. leichte Kopftieflage) in Rückenlage gelagert. Die Halswirbelsäule wird leicht überstreckt. Dies kann unterstützt werden durch das Legen eines etwa 2,5 cm starken gefalteten Tuches unter die Schultern (s. Abb. 14). Zu starkes Überstrecken oder Beugen der Halswirbelsäule muß dabei vermieden werden.

2.4.3 Freimachen der Atemwege (Absaugen)

Beim gesunden Neugeborenen ist das Absaugen des Mundes, der Nase oder des Oropharynx üblicherweise nicht erforderlich. Nur wenn reichlich Sekrete oder Blut im Mund vorhanden sind, kann es notwendig werden, diese Sekrete abzusaugen.

Beim Vorliegen einer Störung des Einsetzens der Spontanatmung werden Mund, Rachenraum und Nase (Reihenfolge!) sorgfältig abgesaugt. Sorgfältiges Absaugen des Oropharynx ist auch

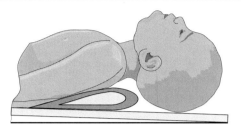

Abb. 14. Lagerung eines Neugeborenen

eine Form der Atemstimulation. Grobes und tiefes Absaugen kann zum Auftreten eines Laryngospasmus, über eine vagale Stimulation zu einer Bradykardie oder zu einer Traumatisierung und nachfolgender Schwellung der Schleimhaut führen. Die Dauer dieses Absaugvorgangs darf nie mehr als 10 s betragen.

Absaugvorgang

Mit dem Muco-Absauger − ein Schlauchsystem mit einem dazwischengeschalteten Gefäß − wird der Sog vom Benutzer selbst erzeugt. Damit können Mund, Rachen und Nase unmittelbar bei der Geburt auch überall dort, wo keine Vakuumabsaugvorrichtung vorhanden ist, abgesaugt werden.

Absaugvorrichtungen, bei denen ein Vakuum mittels Gasstrom oder Pumpe erzeugt wird, liefern einen erheblich stärkeren Sog. Der Vakuumregler sollte auf 136 cm H_2O (bzw. 100 mmHg) eingestellt sein. Durch Zuhalten des Ansatzstutzens kann geprüft werden, ob das System wirklich saugt und ob das Manometer des Vakuumreglers wirklich eine Zunahme des Sogs anzeigt.

Bei reifen Kindern verwendet man zum Absaugen des Mund- und Rachenraums Absaugkatheter der Größe Ch. 10. Durch einen Endotrachealtubus der Größe 2,5−3,0 mm wird mit einem Absaugkatheter Ch. 6, durch einen Tubus der Größe 3,5−4 mm mit einem Absaugkatheter Ch. 8 abgesaugt.

2.4.4 O$_2$-Zufuhr

Beim spontan atmenden Kind kann angewärmter, angefeuchteter
Sauerstoff über einen Trichter zugeführt werden. Andererseits ist
dies auch möglich mit Hilfe des Kuhn-Bestecks über eine Maske,
die vorgehalten bzw. lose auf das Gesicht des Neugeborenen aufgesetzt wird. Bei Einsatz des Ambu-Beutels (eines selbstblähenden
Atembeutels) muß bedacht werden, daß zur Anreicherung der Inspirationsluft mit O$_2$ bei Spontanatmung 2 Möglichkeiten zur
Verfügung stehen. Über das Patienten-abgewandte Ende des
O$_2$-Reservoirs kann O$_2$ zugeführt werden. Wird dieses distale Ende sehr nahe (1 cm) an das Gesicht des spontan atmenden Neugeborenen gehalten, können 80−100% O$_2$ erreicht werden. Der Prozentsatz nimmt ab, je weiter das Reservoir vom Gesicht weggehal-
ten wird. Andererseits kann die Maske bei einem Frischgasfluß
von (2)−5 l/min luftdicht auf Mund und Nase aufgesetzt werden.
Bei ausreichender Spontanatmung erreicht die O$_2$-Konzentration
in der Inspirationsluft ebenfalls nahezu 100%.

2.4.5 Periphere Stimulation

Formen der peripheren Stimulation sind:
− Abtrocknen,
− oropharyngeales Absaugen,
− Kneifen der Zehen,
− Klatschen auf die Fußsohlen (jeweils nur 2mal),
− kräftiges Reiben des Rückens für einige Sekunden.

Bei Neugeborenen mit leichter Asphyxie, die nicht atmen, kann eine periphere taktile Stimulation einen ersten Atemzug initiieren.
Weiteres leichtes peripheres Stimulieren (Reiben des Bauches und
der Thoraxvorderwand) kann dann dazu beitragen, die Atmung
aufrechtzuerhalten. Die taktile Stimulation darf nicht zu grob
sein. Wenn die Stimulation nicht sofort zum Erfolg führt, muß die
aktive Reanimation einsetzen.

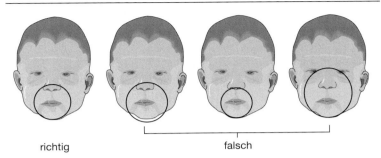

richtig   falsch

Abb. 15. Richtige und falsche Positionierung von Gesichtsmasken beim Neugeborenen

2.4.6 Beatmung mit Maske und Atembeutel

Die verwendeten Masken sollen durchsichtig sein und sollen einen weichen Rand haben. Runde und anatomisch geformte Masken können verwendet werden. Sie müssen Mund und Nase des Neugeborenen bedecken, dürfen dabei aber weder einen Druck auf die Augen ausüben noch unter das Kinn rutschen (s. Abb. 15).

Die verwendeten Maskengrößen:
00 – bei Neugeborenen von 500–4000 g,
 0 – bei Neugeborenen über 4000 g.

Zur Öffnung der oberen Atemwege wird die Halswirbelsäule (beim Rechtshänder) mit der linken Hand nur leicht rekliniert und das Kinn mit Hilfe des 3.–5. Fingers am Unterkiefer leicht vorgeschoben (s. Abb. 16). Über die mit Daumen und Zeigefinger der linken Hand fest aufgesetzte Maske werden intermittierend Atemhübe mit einem selbstblähenden Atembeutel oder dem Kuhn-Besteck zugeführt.

Bei Verwendung des Kuhn-Bestecks wird die Inspiration durch manuellen Druck auf den Atembeutel erzeugt, wobei das Loch im Atembeutel mit dem Daumen direkt verschlossen wird. Auf diese Weise wird das Atemgas aus dem Atembeutel zusammen mit dem über den Frischgasschlauch zugeführten Frischgas in die Lunge ge-

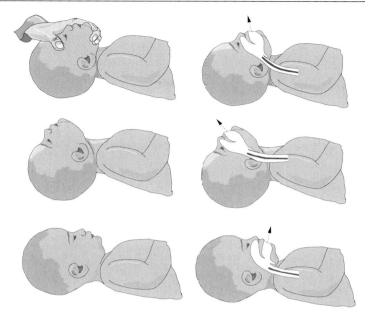

Abb. 16. Richtige (*oben*) und falsche (*Mitte und unten*) Kopfhaltung beim Neugeborenen, um die Atemwege offen zu halten

drückt. Die Exspiration erfolgt spontan, wobei das Ausatemgas zusammen mit dem nachströmenden Frischgas wieder in den Atembeutel und teilweise durch das wieder freigegebene Loch im Atembeutel ins Freie strömt (Achtung: Gefahr der Überblähung der Lunge!). Der Gasfluß am Flowmeter sollte so eingestellt sein, daß der Beutel etwa halb gefüllt ist, damit er gut gehandhabt werden kann. Das Kuhn-Besteck muß über ein patientennahes Druckmeßgerät verfügen. Bei Verwendung eines selbstblähenden Atembeutels (vorzugsweise!) erfolgt die Kompression des Atembeutels mit den Fingerspitzen der rechten Hand. Bei Einsatz von Daumen und Zeigefinger ergeben sich beim Ambu-Beutel Drücke von etwa $15-20$ cm H_2O. Jeder weitere Finger erhöht den Druck um etwa 5 cm H_2O. Möglichst verstellbare Druckbegrenzungsventile öffnen sich beim Erreichen eines bestimmten (gerätespezifischen) Beatmungsdrucks und verhindern so das Überblähen der Lunge.

Der O_2-Durchfluß wird auf etwa 4–6 l/min eingestellt. Während der ersten Beatmungshübe sind beim reifen Neugeborenen Drücke bis 30–(40) cm H_2O erforderlich, die über 2–3 s aufrechterhalten werden sollten. Das gelingt am besten mit selbstexpandierenden Beatmungsbeuteln mit einem Füllvolumen von 400–500 ml. Dazu wird nur ein Bruchteil des Volumens im Beatmungsbeutel benötigt! Ein patientennahes Druckmeßgerät erlaubt die genaue Dosierung des aufzuwendenden Entleerungsdrucks am Beutel. Danach, bzw. beim Neugeborenen das bereits einige tiefe Atemzüge geleistet hat, genügen in der Regel Drücke von 15–20 cm H_2O. Beim Vorliegen von Lungenerkrankungen mit beeinträchtigter Compliance (Atemnotsyndrom, Mekoniumaspiration) sind meist Drücke von 20–40 cm H_2O erforderlich.

Die Beatmungsfrequenz sollte bei 40–60/min liegen. Neugeborenen unmittelbar nach der Geburt muß immer die maximal erreichbare O_2-Konzentration zugeführt werden. Nahezu 100% O_2 werden auch beim selbstblähenden Atembeutel durch den unabdingbaren Einsatz eines Reservoirschlauchs erreicht.

Die Effizienz der Beatmung kann durch das Beobachten des Hebens und Senkens des Thorax beurteilt werden. Hebt sich der Thorax nicht, muß der Beatmungsdruck ggf. auf 40–50 cm H_2O erhöht werden. Andererseits müßten in dieser Situation noch einmal die richtige Kopfhaltung, der richtige Sitz der Maske und das Freisein der oberen Luftwege überprüft werden. Ein zu starkes Heben der Thoraxvorderwand sollte allerdings auch vermieden werden (Gefahr des Auftretens eines Pneumothorax). Der beidseitige Nachweis von Atemgeräuschen spricht ebenfalls für die korrekte Durchführung der Maskenbeatmung.

Der Einsatz von oralen Tuben (Guedel-Tuben) im Rahmen der Maskenbeatmung bringt wohl eher Nach- als Vorteile. Von Nutzen können sie sein beim Vorliegen einer beidseitigen Choanalatresie oder des Pierre-Robin-Syndroms.

2.4.7 Intubation

Im Rahmen der Neugeborenenreanimation wird die endotracheale Intubation im deutschsprachigen Raum meist als nasotracheale, im angloamerikanischen Raum hingegen häufiger als orotracheale Intubation durchgeführt. Unabhängig von „Weltanschauungen" darf dabei nur nie der Grundsatz außer acht gelassen werden, daß im Notfall das Präferenz haben sollte, was am schnellsten zum Erfolg führt! Es ist sicherlich unsinnig, viele vergebliche Versuche zu starten, um die schwierigere und zeitaufwendigere nasotracheale Intubation zu erzwingen.

Im Rahmen der Reanimation von Neugeborenen wird vor der Intubation auf eine Sedierung, Analgesierung oder Relaxierung verzichtet.

Idealerweise werden bereits vor der Geburt eines Risikokindes Laryngoskop, endotracheale Tuben mit Adapter und Magill-Zange passend in bezug auf die Größe des zu erwartenden Kindes vorbereitet. Bei den Tuben wird zusätzlich zu der wahrscheinlich erforderlichen Größe je eine größere und kleinere Nummer bereitgelegt. Das Laryngoskop wird nochmals auf seine Funktionsbereitschaft hin überprüft (Tabellen 6 u. 7).

Durchführung der Intubation

Das Neugeborene liegt vor Kälteverlusten weitestgehend geschützt auf einer flachen Oberfläche. Der Kopf liegt in der Mittellinie und wird geringgradig überstreckt. Bestehen Spontanatmungstendenzen, soll O_2 vorgehalten werden.

Tabelle 6. Richtwerte zur Verwendung von Endotrachealtuben und Absaugkathetern in Abhängigkeit vom Körpergewicht bzw. Gestationsalter

Körpergewicht bzw. Gestationsalter	Tubusgröße (innerer Durchmesser in mm)	Absaugkatheter (in Ch.)
< 750 g oder 26 SSW	2,0 oder 2,5	5
750 – 2000 g oder 26 – 34 SSW	2,5 oder 3,0	5 oder 6
> 2000 g oder 34 SSW	3,0 oder 3,5	6 oder 8

Tabelle 7. Richtgrößen für Laryngoskopspatel

Alter	Spatel
Frühgeborenes	70 mm gerade; Saling schmal
< 1000 g	75 mm gerade; Miller praem. 0
Frühgeborenes	100 mm gerade; Miller inf. 1
> 1000 g bzw. Reifgeborenes	100 mm gekrümmt

Nasotracheale Intubation

- Der Trachealtubus wird durch ein Nasenloch eingeführt und entlang dem unteren Nasengang in den Rachen vorgeschoben.
- Der Laryngoskopgriff wird in die linke Hand genommen (Rechtshänder), Lippen und Ober- sowie Unterkiefer werden mit Daumen und Mittelfinger der rechten Hand (Kreuzgriff) auseinandergedrängt.
- Der Spatel wird vom rechten Mundwinkel her sorgfältig so eingeführt, daß die Zunge nach links abgedrängt wird.
- Der Spatel wird über den Zungengrund bis zur Epiglottis vorgeschoben.
- Ist die Spitze der Epiglottis sichtbar, erfolgt das weitere Vorschieben des Spatels entweder so, daß die Epiglottis von der Spatelspitze „aufgeladen" wird, oder so, daß die Spatelspitze in den Recessus zwischen Zungengrund und Epiglottis gelangt. Durch Anheben des Zungengrunds wird dann im ersteren Fall die Epiglottis direkt, im letzteren Fall indirekt aufgerichtet, was den notwendigen Einblick in den Kehlkopf verschafft. Die exakte Einstellung der Epiglottis durch Anheben des Zungengrunds ist die wichtigste Voraussetzung für eine erfolgreiche Intubation. Dazu muß gerade bei Neugeborenen am Laryngoskopgriff in Richtung der Achse des Handgriffs gezogen und jedes „Reklinieren" des Laryngoskops vermieden werden (s. Abb. 17)!
- Wird der Laryngoskopspatel zu tief bis in den Ösophagus vorgeschoben, wird er so lange langsam wieder herausgezogen, bis der Kehlkopf mit Stimmritze ins Sichtfeld gelangt.
- Falls erforderlich, werden hinterer Pharynx und Larynxeingang abgesaugt.

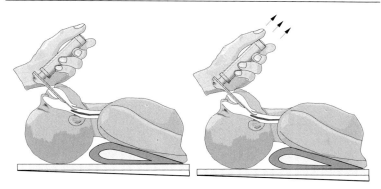

Abb. 17. Richtiges Anheben des Laryngospatels, um den Pharynx und den Larynx darzustellen

- Das Sichtbarmachen der Stimmritze kann durch Druck mit dem 5. Finger der linken Hand oder mit dem Finger eines Helfers von außen auf den Kehlkopf bzw. die Trachea erleichtert werden. Die Trachea muß dabei mittelständig bleiben.
- Ist der Tubus am Beginn des Intubationsvorgangs genügend weit vorgeschoben worden, ist seine Spitze bei richtiger Position des Laryngoskopspatels im Rachenraum sichtbar.
- Mit der rechten Hand wird dann die Magill-Zange gefaßt und mit leicht geöffneten Branchen vom rechten Mundwinkel aus in die Mundhöhle eingeführt.
- Mit der Magill-Zange wird der Tubusschaft etwas oberhalb der Tubusspitze gefaßt und leicht angehoben, so daß die Tubusspitze in Richtung auf den Kehlkopfeingang zielt. Unter Sicht wird die Tubusspitze mit der Magill-Zange in den Kehlkopf eingeführt und soweit in die Trachea vorgeschoben, daß die üblicherweise schwarze Markierung im Bereich der Epiglottisspitze zu liegen kommt.
- Unter sicherem Festhalten des Tubus werden Magill-Zange und Laryngoskop entfernt.

Orotracheale Intubation
- Der Laryngoskopgriff wird in die linke Hand genommen (Rechtshänder). Die Lippen und Ober- und Unterkiefer werden

mit Daumen und Mittelfinger der rechten Hand (Kreuzgriff) auseinandergedrängt.

- Der Spatel wird vom rechten Mundwinkel her sorgfältig so eingeführt, daß die Zunge nach links abgedrängt wird.
- Der Spatel wird über den Zungengrund zur Epiglottis vorgeschoben.
- Ist die Spitze der Epiglottis sichtbar, erfolgt das weitere Vorschieben des Spatels entweder so, daß die Epiglottis von der Spatelspitze „aufgeladen" wird oder so, daß die Spatelspitze in den Recessus zwischen Zungengrund und Epiglottis gelangt. Durch Anheben des Zungengrunds wird dann im ersteren Fall die Epiglottis direkt, im letzteren Fall indirekt aufgerichtet, was den notwendigen Einblick in den Kehlkopf verschafft. Die exakte Einstellung der Glottis durch Anheben des Zungengrunds ist die wichtigste Voraussetzung für eine erfolgreiche Intubation. Dazu muß gerade bei Neugeborenen am Laryngoskop in Richtung der Achse des Handgriffs gezogen und jedes „Reklinieren" des Laryngoskops vermieden werden (Abb. 17)!
- Wird der Laryngoskopspatel zu tief bis in den Ösophagus vorgeschoben, wird er so lange langsam wieder herausgezogen, bis der Kehlkopf mit Stimmritze ins Sichtfeld gelangt.
- Falls erforderlich, werden hinterer Pharynx und Larynxeingang abgesaugt.
- Das Sichtbarwerden der Stimmritze kann durch Druck mit dem 5. Finger der linken Hand oder mit den Fingern eines Helfers von außen auf den Kehlkopf bzw. die Trachea erleichtert werden. Die Trachea muß dabei mittelständig bleiben.
- Während die linke Hand mit dem Laryngoskop in ihrer Position zur Einstellung der Glottis verbleibt, wird der Tubus mit der rechten Hand vom rechten Mundwinkel aus bis zur Glottis und dann zwischen den Stimmbändern hindurch soweit in die Trachea eingeführt, bis die üblicherweise schwarze Markierung am Tubus in Höhe der Epiglottisspitze zu liegen kommt.
- Unter sicherem Festhalten des Tubus werden der ggf. verwendete Mandrin und das Laryngoskop entfernt. Für die orotracheale Intubation können nämlich auch in den Tubus eingeführte Plastik-Mandrins verwendet werden. Dabei muß jedoch darauf geachtet werden, daß der Mandrin nicht die Spitze des Tubus

überragt, und daß er dem Tubus seine natürliche oder sogar verstärkte Krümmung gibt.

Sowohl nach nasotrachealer als auch nach orotrachealer Intubation ist folgendes weiteres Vorgehen empfehlenswert:

— Das Heben beider Thoraxhälften, der Anstieg der Herzfrequenz sowie das Rosigwerden des Neugeborenen unter Beutelbeatmung sind sichere Hinweise für die endotracheale Lage des Tubus. Zur weiteren Überprüfung der korrekten Tubuslage wird jedoch der Thorax zusätzlich beidseits kranial und kaudal auskultiert (beide Lungen in allen „Etagen" belüftet?). Hebt sich der Thorax kaum, kommt es nicht zum Anstieg der Herzfrequenz und zum Rosigwerden des Kindes und/oder sind die Atemgeräusche trotz richtiger Beatmungstechnik wenig laut, so muß eine Fehllage des Tubus im Ösophagus angenommen und der Tubus wieder entfernt werden. Sind Heben des Thorax und Lautstärke des Atemgeräusches seitendifferent, liegt der Tubus am ehesten in einem (meist dem rechten) Hauptbronchus. In dieser Situation wird der Tubus unter kontinuierlicher Auskultation langsam 0,5 – 1 cm zurückgezogen, bis die Atemgeräusche seitengleich auskultierbar sind.

— Bei klinisch korrekter Lage wird der Tubus mit vorbereiteten schmalen Pflasterstreifen über dem Nasenrücken vorläufig fixiert.

— Bei reichlicher Sekretproduktion wird durch den Tubus endotracheal abgesaugt.

Der Intubationsvorgang selbst darf insgesamt nicht länger als 20 s dauern. Bei Erfolglosigkeit innerhalb dieser Zeit sollte der Tubus entfernt und eine Maskenbeatmung durchgeführt bzw. wieder aufgenommen werden, ehe ein 2. Intubationsversuch gestartet wird.

2.4.8 Extrathorakale Herzmassage

Eine extrathorakale Herzmassage ist dann indiziert, wenn trotz technisch korrekt durchgeführter Beatmung mit 100% O_2 die Herzfrequenz nicht über 80/min ansteigt.

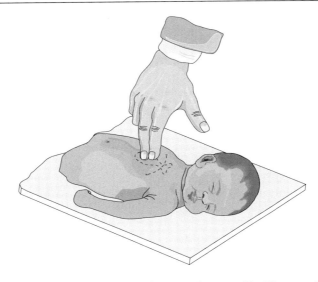

Abb. 18. Herzdruckmassage beim Neugeborenen (Zweifingermethode)

Hierfür stehen 2 Techniken zur Verfügung, die *Zweifingertechnik* und die *Daumentechnik*. Bei der Zweifingertechnik (Abb. 18) werden die Spitzen von Mittel- und Zeigefinger senkrecht auf das Sternum aufgesetzt. Bei der Daumentechnik wird der Thorax von kaudal her mit beiden Händen so umgriffen, daß die Daumen nebeneinander oder übereinander in Höhe des Übergangs vom mittleren zum unteren Drittel des Sternums (knapp unterhalb einer Linie zwischen den Brustwarzen) und die Finger am Rücken liegen (Abb. 19). Mit den Fingerspitzen bzw. den Daumen wird das Sternum 120mal/min 1−2 cm tief komprimiert. Kompressions- zu Loslaßzeit sollen dabei etwa gleich lang sein. Die gleichfalls notwendige Beatmung erfolgt nach jeder 3. Herzkompression. Wird das Neugeborene über einen Tubus beatmet, muß im Augenblick der Inspiration nicht unbedingt eine Kompressionspause eingelegt werden. Damit sich der rhythmische Ablauf von Beatmung und Herzmassage richtig einspielen kann, ist es zweckmäßig, bei den ersten Kompressionen und Beatmungen laut mitzuzählen.

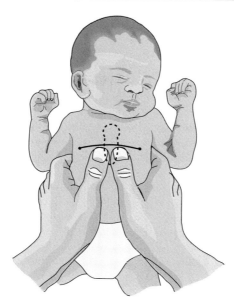

Abb. 19. Herzdruckmassage beim Neugeborenen (Daumenmethode)

Die Effektivität der Herzmassage kann durch das Erfühlen von Pulsationen in der Nabelschnur oder in der A. femoralis oder A. brachialis überprüft werden. Nach jeweils 30–60 s andauernder Herzmassage sollte das Herz über 6 s auskultiert werden. Die Herzmassage sollte solange fortgeführt werden, bis die spontane Herzfrequenz auf über 80/min angestiegen ist.

2.4.9 Medikamente

Das dominierende Problem bei der Neugeborenenreanimation ist das Ingangsetzen und Aufrechterhalten einer adäquaten Ventilation und nicht die Durchführung einer kardialen Reanimation. Medikamente sind aber kein Ersatz für eine gute Ventilation und werden insgesamt gesehen nur sehr selten im Rahmen der Neugeborenenreanimation benötigt.

Adrenalin (Suprarenin)

Adrenalin stimuliert α- und β-adrenerge Rezeptoren. Dies bewirkt einen Herzfrequenzanstieg, eine Zunahme der myokardialen Kontraktilität und einen Anstieg des peripheren Gefäßwiderstands.

Indikationen

Fehlende Herzaktion oder Herzfrequenz unter 80/min oder ineffektive Herzaktion (niedriger Blutdruck) trotz adäquater Beatmung und Oxygenierung und korrekt durchgeführter Herzmassage.

Präparat

Suprarenin-Injektionslösung (1 : 1000) 1 ml.

Dosierung

$0,01 - 0,03$ mg/kg KG ($0,1 - 0,3$ ml/kg KG einer 1 : 10000-Lösung) intravenös oder endobronchial. (Die handelsübliche 1 : 1000-Lösung muß dazu auf eine 1 : 10000-Lösung verdünnt werden). Wiederholungen erfolgen alle $3 - 5$ min. Bei endobronchialer Applikation (zusätzlich 1 : 1 mit physiologischer Kochsalzlösung verdünnt) kann die Dosis ggf. auch verdoppelt werden. Die intrakardiale Applikation dient nur als letzter Ausweg.

Natriumbikarbonat

Eine schlechte Gewebsperfusion infolge einer Hypovolämie oder einer Herzinsuffizienz bedingt durch eine Anhäufung von Milchsäure eine metabolische Azidose. In der Regel wird allerdings diese metabolische Azidose auch von einer respiratorischen begleitet. Die Herzinsuffizienz kann dabei, z.B. durch eine Hypoglykämie, durch einen angeborenen Herzfehler oder durch eine kongenitale Bradykardie verursacht sein. Diese Ursachen bedürfen ihrer spezifischen Therapie wie auch die Hypovolämie, der häufigsten Ursache einer metabolischen Azidose.

Die intravenöse Zufuhr von Natriumbikarbonat kann vorübergehend die H-Ionenkonzentration im Plasma reduzieren (z. B. Anstieg des pH-Werts auf über 7,15), was u. a. günstig ist hinsichtlich der myokardialen Kontraktilität (Anstieg des Herzzeitvolumens), des Ansprechens von Rezeptoren auf endogene und exogene Katecholamine und der Leberperfusion. Dennoch sollte Natriumbikarbonat wegen der Gefahr möglicher Nebenwirkungen auch im Rahmen der Reanimation von Früh- und Termingeborenen nur sehr restriktiv eingesetzt werden.

Indikationen

bestehen grundsätzlich nur bei Neugeborenen, die sich trotz adäquater Beatmung in einem Zustand schwerster Beeinträchtigung des Kreislaufs bis hin zum Herzstillstand befinden. Dies ist anzunehmen bei Neugeborenen, die nach $3-5$ min dauernder Beatmung noch keine Anzeichen von Spontanatmung zeigen, oder die nach 2 min einen Apgar-Wert von 2, nach 5 min einen solchen von 5 aufweisen.

Präparat

Natriumhydrogenkarbonat 8,4% (1 ml = 1 mmol).

Dosierung

Initial 1 mmol/kg KG Natriumbikarbonat in einer Verdünnung von 1:1 mit 5%iger Glukose bzw. Aqua destillata langsam i.v. (nicht in die Leberpforte!) und zwar nicht schneller als 1 mmol/kg KG (1 ml der 8,4%igen $NaHCO_3$-Lösung/kg KG) pro min.

Wenn keine Blutgas- und/oder pH-Werte zur Verfügung stehen, sollte die weitere Dosierung (bei Herzstillstand alle 10 min) 1 mmol/kg KG 1:1 verdünnt betragen.

Wenn nach der 1. Gabe von Natriumbikarbonat Blutgaswerte und pH-Wert bekannt sind, sollte die weitere Dosierung von Natriumbikarbonat davon abhängig gemacht werden. Bei einem pH-Wert kleiner 7,0 und einem p_aCO_2 von kleiner 45 mmHg sollte 1/4 des Basendefizits mit Natriumbikarbonat ausgeglichen werden. Liegt der pH über 7,1, sollte erst eine Kontrollmessung nach

5 min abgewartet werden. Zeigt sich dann kein weiterer Anstieg des pH-Werts auf über 7,15, sollte erneut 1/4 des Basendefizits ausgeglichen werden.

Naloxon

Naloxonhydrochlorid ist ein reiner Morphinantagonist ohne eigene atemdepressive Eigenschaften.

Indikation

Fehlende oder erheblich beeinträchtigte Spontanatmung bei einem adäquat beatmeten und oxygenierten Neugeborenen, dessen Mutter in den 4 h vor der Geburt Opiate erhalten hatte.

Präparat

Narcanti Neonatal (0,04 mg/2 ml).

Applikation

Zunächst Etablierung einer ausreichenden Ventilation (ggf. Intubation und Beatmung). Sobald das Neugeborene rosig ist, Gabe von Naloxon.

Dosierung

0,1 mg/kg KG i.v. oder endobronchial. Wiederholung alle 2−3 min.
Eintritt des Effekts nach 2−3 min.

Glukose

Nach schwerer Asphyxie kommt es häufig zum Auftreten einer Hypoglykämie. Nach abgelaufenen Reanimationsmaßnahmen empfiehlt sich deshalb der Beginn einer kontinuierlichen i.v.-Glukoseinfusion mit 2−3 ml/kg/KG/h einer 10%igen Glukoselösung. Möglichst baldige Blutzuckerkontrollen sind dann aber erforderlich, um den gewünschten Blutzuckerspiegel von 75 – 100 mg/dl einzuhalten.

Wird einmal bei einem schwer zu reanimierenden Neugeborenen eine Hypoglykämie als mögliche Ursache des Nichtansprechens auf Reanimationsmaßnahmen diagnostiziert (Dextrostix), sollten 5 ml/kg KG einer 10%igen Glukoselösung direkt i.v. verabreicht werden.

2.4.10 Zugangswege

Reanimationsmedikamente sollten möglichst in ein zentrales Gefäß injiziert werden. Aus Gründen der Praktikabilität wird dazu im deutschsprachigen Raum die *V. umbilicalis*, zumindest aber der Weg über dieses leicht zugängige Gefäß in Form eines Nabelvenenkatheters bevorzugt. Der in den USA empfohlene Zugang über einen Nabelarterienkatheter hat den Vorteil, daß damit neben der Medikamenten- und Flüssigkeitszufuhr auch der Blutdruck gemessen und Blutgase bestimmt werden können. Allerdings besteht hier die Gefahr des Auftretens gefährlicher Ischämien als Folge von Medikamenteninjektionen.

Die direkte Punktion der Nabelschnurgefäße sollte möglichst unterbleiben, da es dadurch zum Auftreten von Hämatomen kommen kann.

Intrakardiale Injektionen sollten nur dann durchgeführt werden, wenn es nicht gelingt, einen zentralen Zugang zu schaffen.

Nabelvenenkatheter/Nabelarterienkatheter

Auch wenn das Legen eines Nabelvenenkatheters (seltener auch das eines Nabelarterienkatheters) immer in einer akuten Notfallsituation stattfindet, so sollte doch während des Legens des Katheters auf einen ausreichenden Wärmeschutz (Wärmelampe/Heizkissen) und auf das Einhalten wenigstens eines Minimums an Sterilität geachtet werden.

Nach Desinfektion der proximalen Nabelschnur und der den Nabel umgebenden Haut wird mit sterilen Tüchern abgedeckt. Mit sterilen Handschuhen wird die Nabelschnur, die mit einer Pinzette

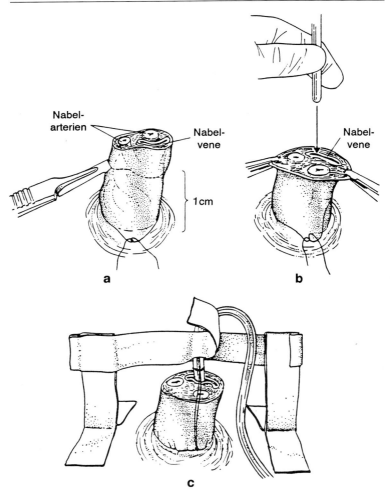

Abb. 20a–c. Nabelvenenkatheterisierung: **a** Abschneiden und Darstellen des Nabelschnurstumpfes, **b** Einführen des Nabelvenenkatheters, **c** Fixation des Nabelvenenkatheters in Form eines Brückenpflasters

gefaßt wird, im Abstand von 0,5 – 1 cm von der Bauchdecke mit einer Schere oder mit einem Skalpell durchgeschnitten. Die Nabelschnurgefäße sind sowohl an der Schnittfläche als auch an ihrer Lage zu erkennen: Eine dünnwandige Vene bei 12 Uhr und 2 kleinere, dickwandige, runde Arterien bei 5 bzw. 7 Uhr (Abb. 20 a – c).

Nabelvenenkatheter

Indikationen für das Legen eines Nabelvenenkatheters sind:
- Schwere Geburtsasphyxie und Schock,
- Notfallinfusion von hypertonen Lösungen und von Blut bzw. Blutersatz,
- Blutaustauschtransfusion.

Vorgehen: Die Katheterspitze eines Nabelvenenkatheters (nur endständige Öffnung) der Größe 3,5 (Frühgeborene unter 1500 g) oder 5 Ch. (reifes Neugeborenes) wird sorgfältig in die mit einer stumpfen Pinzette oder einer kleinen Knopfsonde aufgeweitete Nabelvene sanft eingeführt und langsam kranialwärts vorgeschoben. Der Nabelschnurstumpf kann dabei mittels einer Pinzette leicht nach kaudal gezogen werden. Die Spitze des Nabelvenenkatheters sollte dabei nur knapp unter dem Hautniveau liegen, um Schädigungen durch Medikamenteninfusion bei Lage in der Leberpforte zu vermeiden. Zunächst genügt eine provisorische aber sichere Fixation des Katheters auf der Haut mit Hilfe von Pflaster.

Nabelarterienkatheter

Vorgehen: Die Katheterspitze (rund mit endständigem Loch) des mit heparinisierter Kochsalzlösung gefüllten (eine Einheit/ml) Nabelarterienkatheters (Größe: 5-Ch.-Katheter bei reifen Neugeborenen; 3,5 Ch. bei Frühgeborenen unter 1500 g) wird in das aufgeweitete Lumen einer Nabelarterie eingeführt und unter leichten Drehungen mit einer Pinzette oder den Fingern vorgeschoben. Der Nabelschnurstumpf kann dabei mit einer kleinen Klemme, die an der Wharton-Sulze angreift, nach kranial gezogen werden. Beim Vorschieben des Katheters tritt öfters nach etwa 1 – 2 cm in Höhe der Bauchdecken ein leichter Widerstand und nach 5 – 6 cm

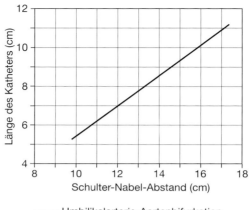

Abb. 21. Nabelarterienkatheterlänge (vom Nabelring aus gemessen) in Abhängigkeit vom Abstand zwischen Nabel und distalem Klavikularende (Schulter-Nabel-Abstand)

(A. iliaca interna) ein deutlicher Widerstand auf. Letzterer Widerstand kann meist durch anhaltenden, leichten Druck für etwa 30 s überwunden werden. Ist der Katheter ausreichend weit in die Aorta descendens (Zwerchfellhöhe) oder in den Bereich der Aortenbifurkation (etwa 8 cm bei Frühgeborenen; s. Abb. 21) vorgeschoben und kann arterielles Blut leicht aspiriert werden, muß der Katheter sicher an der Haut fixiert werden (z. B. in Form eines Brückenpflasters, Abb. 20a – c). Blutungen aus der 2. Nabelarterie und aus der Nabelvene (falls diese nicht auch katheterisiert wird) werden durch Anlegen einer Tabaksbeutelnaht durch die Wharton-Sulze um die Gefäße verhindert. Mit dieser Naht bzw. einer zweiten kann auch der Katheter selbst nochmals gesichert werden.

Sobald es organisatorisch möglich ist, muß die Lage eines jeden Nabelkatheters radiologisch überprüft und dokumentiert werden.

Periphervenöse Zugänge

Prinzipiell kann jede oberflächliche Vene als periphervenöser Zugang verwendet werden. Bevorzugt werden allerdings Venen im Bereich des Handrückens oder Skalpvenen (die Venen in den Ellenbeugen sollten für möglicherweise später perkutan zu legende zentrale Venenkatheter geschont werden). Für die Punktion am geeignetsten erscheinen Venenverweilkanülen aus Teflon der Größe 24 gg. Bei sicherer Lage erfolgt die Fixation der Kanüle mit Pflastern so, daß die Eintrittstelle der Kanüle in die Haut selbst sichtbar bleibt. Die für die Punktion gewählte Extremität wird auf einer gepolsterten Schiene unter Vermeidung zirkulärer Pflasterstreifen fixiert. Die Finger (bzw. Zehen) sollten dabei immer sichtbar sein.

2.4.11 Pleurapunktion/Pleuradrainage

Bei klinischem Verdacht auf das Vorliegen eines (Spannungs)pneumothorax erfolgt die Punktion der Pleurahöhle in Höhe des 4. ICR in der vorderen Axillarlinie mit einer 19er oder 21er G-Nadel, die über einen Dreiwegehahn mit einer 20er Spritze verbunden ist. Mit dieser Spritze kann die Luft im Pleuraraum über den Dreiwegehahn abgezogen werden. Bei der Punktion sollte darauf geachtet werden, daß die Nadel nicht zu weit vorgeschoben wird (Verletzung der Lunge!). Im äußersten Notfall kann es lebensrettend sein, eine Pleurapunktion in Höhe des 2. ICR in der Medioklavikularlinie allein mit einer 19er oder 21er G-Nadel vorzunehmen, über die dann die unter Spannung stehende Luft entweichen kann.

Im Anschluß an derartige Nadelpunktionen kann dann bei nachgewiesenem Pneumothorax und ggf. nach Beseitigung eines Spannungspneumothorax in Ruhe (unter sterilen Bedingungen, in Lokalanästhesie nach Hautinzision) eine Pleuradrainage gelegt werden. Letzteres kann allerdings auch als Primärmaßnahme erfolgen, wenn eine passende Drainage griffbereit vorhanden ist. Dazu wird eine Pleuradrainage Größe 10 oder 12 Ch. verwendet, die in Höhe des 4. ICR in der vorderen Axillarlinie eingeführt wird. Um ein akzidentelles Herausrutschen der Drainage zu vermeiden, muß diese gut fixiert werden.

Bis zur Konnektion der Pleuradrainage mit einer Absaugmöglichkeit (Sog etwa minus 10 cm H_2O) sollte bei einem beatmeten Neugeborenen die Pleuradrainage offenbleiben.

Für die selten notwendige akute Entleerung eines Pleuraergusses (z.B. Hydrops fetalis) wird eine 18-gg.-Braunüle, die über einen Dreiwegehahn mit einer 20 ml Spritze verbunden ist, verwendet, die in der hinteren Axillarlinie in den Pleuraraum eingeführt wird.

2.5 Erstversorgung des Neugeborenen

H. Stopfkuchen

2.5.1 Praktische Durchführung

- Ingangsetzen einer mit einem Sekundenzeiger ausgestatteten Uhr, sobald das Kind durch die Scheide hindurchgetreten ist oder aus dem Uterus entwickelt wurde,
- Legen des Neugeborenen auf den Reanimationstisch unter eine Wärmelampe,
- Wickeln in warme Tücher und Abtrocknen der Amnionflüssigkeit,
- Entfernen feuchter Tücher,
- Lagerung
- Absaugen,
- taktile Stimulation.

Diese Maßnahmen, wovon die ersten 4 allen Neugeborenen zukommen sollten, sollten nicht länger als 20 s dauern. Danach wird der klinische Zustand des Neugeborenen im wesentlichen unter Berücksichtigung der *Atemtätigkeit*, der *Herzfrequenz* und der *Hautfarbe* beurteilt.

Dabei ergeben sich die als nächstes einzuschlagenden Maßnahmen aus der Beurteilung der *Atemtätigkeit* des Neugeborenen ($90-95\%$ aller Neugeborenen atmen zufriedenstellend, während $5-10\%$ keine adäquate Spontanatmung aufweisen).

Dementsprechend ist das weitere Vorgehen beim Vorliegen einer ausreichenden Spontanatmung, das beim Vorliegen einer unzureichenden Spontanatmung und das beim Fehlen einer Spontanatmung bzw. beim Vorliegen einer Schnappatmung in Tabelle $8a-c$ schematisch dargestellt.

(Diese Empfehlungen sind zwar wohl begründet, erheben aber nicht Anspruch auf Exklusivität! Situationsbedingte Abweichungen davon sind durchaus denkbar.)

Für alle durchgeführten Maßnahmen besteht Dokumentationspflicht!

Tabelle 8a. Versorgung des Neugeborenen bei ausreichender Spontanatmung

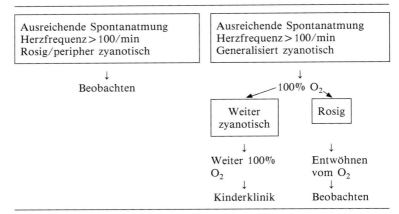

2.5.2 Spezielle Aspekte der Erstversorgung

Mekoniumaspiration

Bei 10−20% aller Schwangeren findet sich mekoniumhaltiges Fruchtwasser. Die Inzidenz symptomatischer Mekoniumaspirationen wird heute mit 0,2−0,5% aller Lebendgeborenen bzw. mit 5% aller Neugeborenen mit mekoniumhaltigem Fruchtwasser angegeben und betrifft nahezu ausschließlich reife und überreife Neugeborene. Intrauterine Hypoxie führt zum vorzeitigen Absetzen von Mekonium. Erst wenn zusätzlich eine Azidose auftritt, kommt es zum intrauterinen Einsetzen tiefer Atemzüge mit daraus resultierender Aspiration des mekoniumhaltigen Fruchtwassers. In Abhängigkeit von der in die Lungenperipherie aspirierten Mekoniummenge kommt es postpartal zu unterschiedlich stark ausgeprägten kardiorespiratorischen Symptomen.

Die wirksamste prophylaktische Maßnahme beim Nachweis von mekoniumhaltigem Fruchtwasser ist das sofortige umsichtige, gründliche *Absaugen* des Mundes, des Pharynx und der Nase, sobald der Kopf, aber noch nicht die Schulter entwickelt ist, d.h. vor

Tabelle 8 b. Versorgung des Neugeborenen bei unzureichender Spontanatmung

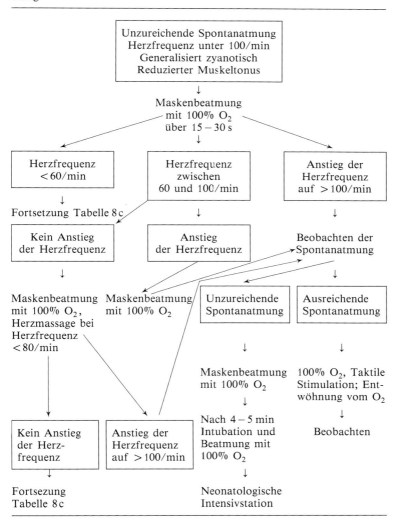

Tabelle 8 c. Versorgung des Neugeborenen bei Fehlen einer Spontanatmung

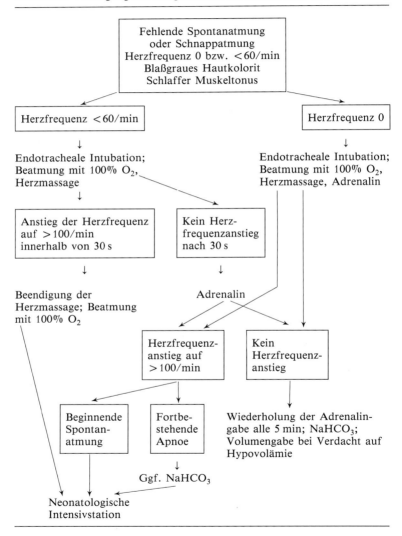

Fehlende Spontanatmung
oder Schnappatmung
Herzfrequenz 0 bzw. < 60/min
Blaßgraues Hautkolorit
Schlaffer Muskeltonus

Herzfrequenz < 60/min

Herzfrequenz 0

Endotracheale Intubation;
Beatmung mit 100% O_2,
Herzmassage

Endotracheale Intubation;
Beatmung mit 100% O_2,
Herzmassage, Adrenalin

Anstieg der Herzfrequenz
auf > 100/min
innerhalb von 30 s

Kein Herz-
frequenzanstieg
nach 30 s

Beendigung der
Herzmassage; Beatmung
mit 100% O_2

Adrenalin

Herzfrequenz-
anstieg auf
> 100/min

Kein
Herzfrequenz-
anstieg

Beginnende
Spontan-
atmung

Fortbe-
stehende
Apnoe

Wiederholung der Adrenalin-
gabe alle 5 min; $NaHCO_3$;
Volumengabe bei Verdacht auf
Hypovolämie

Ggf. $NaHCO_3$

Neonatologische
Intensivstation

dem ersten Atemzug. Dieses Absaugmanöver wird auf dem Reanimationstisch in leichter Kopftieflage wiederholt (cave: Wärmeverluste).

Handelt es sich um dickes, erbsbreiartiges Mekonium oder besteht beim Vorliegen mekoniumhaltigen Fruchtwassers die Notwendigkeit zur Beatmung, sollten – wenn es der Allgemeinzustand des Neugeborenen erlaubt – vor dem ersten Atemzug bzw. vor Beginn der Beatmung Rachen, Larynx und Trachea unter laryngoskopischer Kontrolle sorgfältig abgesaugt werden. Die Trachea wird am besten durch direkten Sog am endotrachealen Tubus abgesaugt, während dieser aus der Trachea herausgezogen wird. Dieses Manöver wird sooft durchgeführt, bis kein Mekonium mehr abgesaugt wird. Dann wird die Lunge mit O_2 beatmet. Später muß auch der Magen abgesaugt werden. Diese Maßnahmen sind bei vitalen Neugeborenen und Vorliegen dünnen wäßrigen Mekoniums in der Regel nicht erforderlich, obwohl von verschiedenen Autoren weiterhin gefordert. Bestehen auch nach diesem Absaugmanöver erhebliche Schwierigkeiten bei der Ventilation und Oxygenierung von Kindern mit Mekoniumaspiration, so müssen ggf. als Akutmaßnahmen Beatmungsdruck und Beatmungsfrequenz gesteigert werden. Das Durchführen einer nochmaligen Lungenlavage durch Instillieren von Kochsalzlösung in das Tracheobronchialsystem ist nur dann gerechtfertigt, wenn damit wirklich Mekoniumreste entfernt werden.

Jedes Neugeborene mit Mekoniumnachweis in der Trachea muß auf eine Neugeborenenintensivstation verlegt werden.

Erstversorgung „nicht zu beatmender Neugeborener"

In einigen wenigen Fällen sind Neugeborene auch 5 – 10 min nach der Geburt trotz Durchführens der im Vorangegangenen beschriebenen Reanimationsmaßnahmen noch zyanotisch und gelegentlich sogar bradykard. Ursächlich kommen dafür in Betracht:
– Unzulänglichkeiten bei der praktischen Durchführung der Reanimationsmaßnahmen (insbesondere: Fehllage des endotrachealen Tubus, zu geringe Beatmungsdrucke);
– Schwerwiegende pulmonale oder extrapulmonale Grundkrankheit, z.B. Atemnotsyndrom, Mekoniumaspiration, Anämie;
– Pneumothorax.

An das Vorliegen eines spontan oder iatrogen entstandenen Pneumothorax muß immer gedacht werden, wenn ein Neugeborenes schlecht auf korrekt durchgeführte Reanimationsmaßnahmen anspricht. Dabei gehört der Pneumothorax zu den wenigen Problemen, die schnell lösbar sind und dann zu einer dramatischen Besserung führen. Letzteres ist auch der Grund dafür, daß es sich bei Verdacht auf das Vorliegen eines Pneumothorax (z. B. aufgetriebenes Abdomen, Prominenz einer Thoraxhälfte, einseitiger hypersonorer Klopfschall, Unterschiede in der Hautfarbe zwischen oberer und unterer Körperhälfte) empfiehlt, mit einer großlumigen Nadel in Höhe des 2. ICR in der Medioklavikularlinie eine Pleurapunktion vorzunehmen. Bestätigt sich dabei die Verdachtsdiagnose, wird sich der Allgemeinzustand des Neugeborenen sofort bessern und eine Pleuradrainage kann dann in Ruhe gelegt werden.

Seltene pulmonale und extrapulmonale Fehlbildungen

a) im Bereich der oberen Luftwege:
   – Choanalatresie,
   – Pierre-Robin-Syndrom,
   – laryngotracheale Fehlbildungen,
   – Atresien,
   – Netzbildungen,
   – Tumoren,
   – Spalten;

b) im Bereich der Lunge:
   – Lungenhypoplasie (Pottersequenz, lang bestehender Blasensprung, idiopathisch),
   – Pleuraergüsse mit und ohne Hydrops,
   – zystische adenomatoide Malformation,
   – Lungenemphysem;

c) extrapulmonal:
   – kongenitale Zwerchfellhernie,
   – intrathorakale Tumoren,
   – abdominale Distension als Folge von Tumoren, Aszites, zystischen Nierenfehlbildungen, Hepatosplenomegalie;
   – kleiner Thorax (z. B. „asphyxiating thoracic dystrophy").

Frühgeborene

Frühgeborene, insbesondere solche mit einem Geburtsgewicht von weniger als 1500 g, bzw. mit einem Gestationsalter von weniger als 32 SSW, bedürfen postpartal häufiger einer positiven Druckbeatmung als ältere Frühgeborene und reife Neugeborene. Die Ursachen für den häufigeren Einsatz aktiver Reanimationsmaßnahmen in dieser Gruppe von Neugeborenen sind multifaktoriell.

Aus diesem Grunde sollten bei der Geburt von kleinen Frühgeborenen immer 2 erfahrene über die notwendige manuelle Geschicklichkeit verfügende Neonatologen anwesend sein!

Im Rahmen der Erstversorgung muß gerade in dieser Risikogruppe dem Abtrocknen und Warmhalten besondere Beachtung geschenkt werden.

Auch wenn sich das frühere Vorgehen bei der Erstversorgung von Frühgeborenen mit einem Geburtsgewicht von weniger als 1500 g, nämlich die obligate sofortige Intubation und Beatmung, gewandelt hat, so ist in dieser Risikoneugeborenengruppe weiterhin eine großzügigere Indikationsstellung zur Intubation und Beatmung angebracht als bei reiferen Kindern. Auf letzteres kann aber sicherlich auch bei kleinen Frühgeborenen verzichtet werden, wenn diese 2–3 min nach der Geburt spontan gut atmen (ggf. unter O_2-Zufuhr), rosig und vital sind und kräftig schreien. Ist aber die Spontanatmung unzureichend, bestehen Bradykardie und/oder Zyanose, so sollte möglichst sofort intubiert und mit angewärmtem und angefeuchtetem Atemgas beatmet werden. Bedacht werden muß dabei, daß der Apgar-Wert bei Frühgeborenen für diese Entscheidungsfindung ungeeignet ist!

Tabelle 9. Arterielle Blutdruckwerte beim Neugeborenen. (Nach Kittermann et al. 1969)

Körpergewicht [g]	Druck [mmHg]		
	Systolisch	Diastolisch	Mittel
1001–2000	51	30	38
2001–3000	60	34	43
>3000	67	41	51

Der initiale *Beatmungsdruck* sollte bei Frühgeborenen etwas niedriger als bei reifen Neugeborenen sein (etwa 15 – 20 cm H_2O), sofern sich darunter der Thorax auch wirklich hebt. Andernfalls müssen auch hier entsprechend höhere Beatmungsdrücke aufgewendet werden.

Die unblutige und ggf. auch blutige Blutdruckmessung dient mit zur Beurteilung der Perfusionsverhältnisse. Allerdings müssen dabei die niedrigen Normwerte berücksichtigt werden (s. Tabelle 9).

Zu den Erstversorgungsmaßnahmen bei kleinen Frühgeborenen gehört seit einigen Jahren auch die Durchführung der prophylaktischen Surfactantgabe. Diese Maßnahme ist allerdings auch heute noch weit davon entfernt, allgemein akzeptiert oder standardisiert zu sein. Es werden derzeit 2 unterschiedliche Vorgehensweisen praktiziert:

Das gerade geborene Frühgeborene wird noch vor seinem ersten Atemzug endotracheal intubiert. Durch eine dünne Sonde, die in den Tubus eingeführt wird, wird dann das vorbereitete und angewärmte Surfactantpräparat appliziert. Verwendet werden dabei Dosen von z. B. 100 mg/kg KG. Erst nach der Applikation von Surfactant wird dann das Frühgeborene reanimiert, d.h. mit positivem Druck beatmet.

Andere Autoren hingegen führen erst die Reanimationsmaßnahmen durch und applizieren dann, d.h. nach etwa 10 – 15 min, das Surfactantpräparat.

Hypovolämie

Von den asphyktischen Frühgeborenen sind 60% bei der Geburt hypovolämisch, wahrscheinlich als Folge des frühen Abklemmens der Nabelschnur.

Hypovolämisch sind meist auch Neugeborene mit partieller Nabelschnurokklusion, vorzeitiger Plazentalösung oder iatrogener Plazentaverletzung bei Kaiserschnittentbindung.

In einer Situation mit akutem Blutverlust (hämorrhagischer Schock) finden sich außer der ausgeprägten Blässe kalte Extremitäten, schlecht zu tastende Pulse trotz guter Herztöne und schlechte Perfusionsverhältnisse (kapilläre Füllungszeit länger als 1 – 2 s).

Diese klinischen Zeichen bestehen auch fort trotz ausreichender Ventilation (im Gegensatz zur blassen Asphyxie).

Eine Hypovolämie kann zudem durch das Bestimmen des arteriellen Blutdrucks erkannt werden. Die Blutdruckmessung kann nichtinvasiv mit Hilfe eine Oszillometers oder invasiv über einen Nabelarterienkatheter erfolgen. Am brauchbarsten ist dabei die Bestimmung des arteriellen Mitteldrucks (s. Tabelle 9). Wenn jedoch der systolische Blutdruck mit der Inspiration um mehr als 5 mmHg abnimmt, so spricht auch dies für das Vorliegen einer Hypovolämie.

Auch der zentrale Venendruck kann zum Nachweis einer Hypovolämie verwendet werden. Normalerweise liegt der zentrale Venendruck am Ende der Exspiration zwischen 4 und 12 cm H_2O. Beträgt er weniger als 4 cm H_2O, muß eine Hypovolämie angenommen werden. Die entscheidende therapeutische Maßnahme zur Behandlung einer Hypovolämie besteht in der Auffüllung des intravasalen Volumens durch die Zufuhr von Blut.

Nach Abnahme von Blut für die Bestimmung des Hämoglobingehalts, der Blutgase, des pH-Werts sowie für eine Blutgruppenbestimmung und Kreuzprobe über einen Nabelvenenkatheter sollten sofort 10 ml/kg KG ungekreuztes Erythrozytenkonzentrat der Blutgruppe 0 rh negativ, Kell negativ (ggf. in AB-Plasma) innerhalb von 5 – 10 min transfundiert werden. Wo eine Hypovolämie bereits vermutet wurde (Frühgeborene; Asphyxie) soll Erythrozytenkonzentrat der Blutgruppe 0 rh negativ, Kell-Faktor negativ (ggf. AB-Plasma) verwendet werden. Dieses Blut wird gekreuzt und bestrahlt und muß mit dem Serum der Mutter kompatibel sein. Die ersten 10 – 20 ml werden dabei rasch (innerhalb von 3 min) zur akuten Verbesserung der Kreislaufverhältnisse zugeführt (z. B. wieder tastbare Pulse). Da asphyktische Neugeborene die Fähigkeit zur Autoregulation im Bereich ihrer zerebralen Zirkulation verloren haben, müssen allerdings wegen der möglichen Gefahr von Hirnblutungen bei Frühgeborenen Hypertensionen vermieden werden.

Steht kein Blut zur Verfügung, müssen Plasma, Albumin 5%, Biseko oder Kristalloide verwendet werden.

Bleiben die Kreislaufverhältnisse unter der Volumenzufuhr weiter deprimiert, muß Herzmassage durchgeführt werden.

Anämie

Die 2 wichtigsten Ursachen einer schweren Neugeborenenanämie sind eine fetale Immunhämolyse (z. B. Rh-Inkompatibilität) oder eine Blutung (z. B. bei Plazenta praevia, fetomaternal, fetoplazentar, fetofetal).

Schwer anämische Kinder sind hochgradig asphyxiegefährdet und reagieren in der Regel schlecht auf Reanimationsmaßnahmen. Auch wenn schon asphyktische Neugeborene durch ein blasses Hautkolorit imponieren, so gilt dies um so mehr für anämische asphyktische Kinder.

Therapie der Wahl ist die sofortige Zufuhr von Blut unmittelbar nach der Abnahme von Blut für die Hämoglobin-, Blutgruppen- und Bilirubinbestimmung sowie für die immunhämatologischen Untersuchungen (Coombs-Tests, Antikörperbestimmung) und für die Kreuzprobe. Verabreicht werden über einen Nabelvenenkatheter etwa 10 (bis 20) ml/kg KG ungekreuztes 0, rh negatives, Kell-Faktor negatives Erythrozytenkonzentrat oder gekreuztes Erythrozytenkonzentrat, Blutgruppe 0, Rhesusfaktor und Kell-Faktor je nach dem Antikörperstatus der Mutter. Ist Blut nicht sofort vorhanden, so muß Plasma zugeführt werden. Ziel der Transfusion ist das Anheben des venösen Hämatokrit auf über 35 Vol.-%. Bei venösem Hämatokrit unter 30 Volumenprozent ist ein partieller Austausch mit Erythrozytenkonzentrat vorzuziehen. Reicht dies nicht aus, wird die Transfusion mit gekreuztem Blut wiederholt.

Hydrops fetalis

Bei einem Hydrops fetalis handelt es sich um das Vorliegen eines generalisierten subkutanen Ödems beim Fetus meist kombiniert mit Aszites, Pleuraerguß und Perikarderguß und fast immer kombiniert mit einer vergrößerten ödematösen Plazenta. Der Ausprägungsgrad eines Hydrops fetalis kann dabei sehr variieren.

Prinzipiell unterscheidet man einen immunologischen und einen nichtimmunologischen Hydrops fetalis.

Die Pathogenese des immunologischen Hydrops fetalis ist eine Alloimmunisation der Mutter gegen vom Vater vererbte Blutgruppenantigene des Fetus. Diese mütterlichen Alloantikörper sind plazentadurchgängig und machen Immunkomplexe mit den fetalen Erythrozyten, die in dem fetalen RES phagozytiert werden. Die Alloantikörper zeigen meistens Rh-Spezifität (Anti-D, Anti-C), treten aber auch gegen seltene Blutgruppenantigene auf (Anti-Kell, Anti-Duffy etc.)

Dem nichtimmunologischen Hydrops fetalis können eine Vielzahl von Ursachen (z. B. Herzrhythmusstörungen) zugrunde liegen bzw. es gehen mit ihm eine Reihe von assoziierten Anomalien einher. Die Prognose ist insgesamt ungünstig und hängt u.a. auch sehr von den Begleitfehlbildungen ab. Die Diagnose eines nichtimmunologischen Hydrops fetalis (ggf. einschließlich der Art der begleitenden Anomalie) sollte heute − wie natürlich auch die des immunologischen Hydrops fetalis − pränatal mit Hilfe der Ultraschalldiagnostik gestellt werden.

Die Erstversorgung eines Neugeborenen mit Hydrops fetalis hat nur dann Aussicht auf Erfolg, wenn sie gut vorbereitet ist! Es sollten 2 in der Neonatologie erfahrene Pädiater bei der Geburt präsent sein. Beim Vorliegen eines immunologischen Hydrops fetalis muß zum Zeitpunkt der Geburt Blut zur sofortigen Verwendung vorbereitet sein (z. B. erwärmt):
- 250 ml (bzw. 50 ml) „buffy-coat"-freies frisches Erythrozytenkonzentrat der Blutgruppe 0, Rhesusfaktor und Kell-Faktor je nach dem Antikörperstatus der Mutter;
- 250 ml (bzw. 50 ml) „buffy-coat"-freies frisches Erythrozytenkonzentrat, Blutgruppe 0, Rhesusfaktor und Kell-Faktor je nach dem Antikörperstatus der Mutter in 250 ml (bzw. 50 ml) AB-Plasma.

Das vorbereitete Blut sollte gegen mütterliches Serum gekreuzt werden. Um eine „Graft-versus-host"-Reaktion zu vermeiden, müssen die Blutpräparate bestrahlt werden. Nach der radioaktiven Bestrahlung wird das Blut innerhalb von 6 h transfundiert.

Transfusionsbestecke, Blutaustauschbestecke, Bestecke für das Legen eines Nabelarterien- und Nabelvenenkatheters sowie diagnostische Austauschröhrchen müssen ebenfalls bereitliegen.

Da Neugeborene mit einem Hydrops fetalis meistens eine schwere Asphyxie aufweisen, sind immer intensive Reanimationsmaßnahmen mit primärer Intubation und Beatmung mit 100% O_2 er-

forderlich. Wenn die wegen der Steifheit der Lungen meist hohe
Beatmungsdrucke erfordernde Beatmung durch das Vorliegen von
Pleuraergüssen bzw. eines Aszites zusätzlich erschwert bzw. un-
möglich gemacht wird, müssen sofort Pleuradrainagen gelegt bzw.
eine Aszitespunktion (linker lateraler Unterbauch; 20-gg.-Nadel)
durchgeführt werden. Nach dem Legen eines Nabelarterien- und
Nabelvenenkatheters wird bei richtiger Katheterlage der zentrale
Venendruck gemessen. Die häufig vorliegende Hypovolämie erfordert eine sofortige Volumentherapie (etwa 5–10 ml/kg KG), die
über eine zentralvenöse und peripherarterielle Druckmessung ge-
steuert werden sollte. Der Einsatz inotrop wirkender Medikamente
kann erforderlich werden. Bei ausgeprägten Fällen von Hydrops
fetalis empfiehlt sich die sofortige i.v.-Gabe von Furosemid.

Das Vorliegen einer schweren Anämie, bzw. eines immunologischen Hydrops fetalis, erfordert den sofortigen Beginn einer Austauschtransfusion (zur Korrektur der Anämie, des Blutvolumens
und der Hyperbilirubinämie, zum Auswaschen von mütterlichen
IgG-Alloantikörpern). Die Austauschtransfusion erfolgt (ggf.
gleichzeitig über beide Nabelkatheter) mit Erythrozytenkonzentrat
in 2–3 ml/kg KG Portionen bis zu einem Hämatokrit von über
35 Vol.-%. Das Blut für den Austausch bzw. das Erythrozytenkonzentrat werden – wie auf S. 87 beschrieben – hergestellt und vorbereitet.

Mit einem Hydrops fetalis einhergehende zusätzliche Probleme
wie das Vorliegen einer supraventrikulären Tachykardie müssen ge-
zielt angegangen werden.

Die Verlegung eines Kindes mit einem Hydrops fetalis darf nur
nach Erreichen eines stabilen Zustands erfolgen!

Kongenitale Zwerchfellhernie

Wird die Diagnose einer kongenitalen Zwerchfellhernie sonographisch bereits präpartal gestellt, muß die Geburt dieses Kindes in
einer geburtshilflichen Klinik erfolgen, die unmittelbaren Zugang
zu einer neonatologischen Intensivstation und zu einer kinderchir-
urgischen Versorgungseinheit (Reihenfolge!) der maximalen Ver-
sorgungsstufe hat.

Ist die Diagnose zum Zeitpunkt der Geburt unbekannt, kommt es meist bereits wenige Minuten nach der Geburt zum Auftreten einer schweren Dyspnoe, Zyanose und ggf. Bradykardie trotz adäquater Durchführung der üblichen Reanimationsmaßnahmen. Ein Neugeborenes mit einer kongenitalen Zwerchfellhernie darf nicht über eine Maske beatmet werden, sondern muß sofort intubiert werden! Die Maskenbeatmung führt nämlich zu einer Überblähung des Magens und von den Darmabschnitten, die im Regelfall in die linke Thoraxhälfte verlagert sind. Dadurch wird aber das Herz weiter in die rechte Thoraxhälfte verschoben, die rechte Lunge noch stärker komprimiert und Atem- und Kreislaufinsuffizienz des Patienten weiter gesteigert. Um letzteres zu verhindern, sollte möglichst schnell eine Magensonde gelegt werden, über die aktiv (Sog 5 – 10 cm H_2O) abgesaugt wird. Im folgenden sind Stabilisierung von Atmung und Kreislauf erste therapeutische Ziele, d.h. der Gedanke an chirurgische Maßnahmen kann zunächst zurückgestellt werden!

Auf dem Transport wird das Neugeborene in Kopfhochlagerung, mit der befallenen (meist linken) Seite unten, seitlich gelagert.

Ösophagusatresie

Beim Vorliegen eines Polyhydramnions muß immer auch an die Möglichkeit einer Ösophagusatresie gedacht werden.

Nach der Geburt weisen ein erfolgloser Sondierungsversuch des Magens sowie das Auftreten großer Mengen schaumigen Speichels auf das Vorliegen eines Passagehindernisses im Ösophagus hin. Vor der ersten oralen Nahrungszufuhr muß eine Ösophagusatresie sicher ausgeschlossen sein. Zur Durchführung der notwendigen diagnostischen Maßnahmen muß das Neugeborene in eine Kinderklinik verlegt werden. Für den Transport günstig ist das Legen einer Sonde (evtl. einer Schlürfsonde) in den Ösophagusstumpf, über die intermittierend (z. B. alle 10 min) abgesaugt wird. Das Kind soll dabei flach gelagert werden.

Muß das Neugeborene mit einer Ösophagusatresie wegen einer zusätzlich bestehenden Ateminsuffizienz beatmet werden, so kann die Beatmung über eine in den meisten Fällen zusätzlich vorliegen-

de tracheoösophageale Fistel zu einer Überblähung von Magen
und Darm führen.

Gastroschisis/Omphalozele

Die Diagnose einer Gastroschisis oder einer Omphalozele sollte
heute präpartal gestellt werden (Abb. 22 u. 23). Die Geburt sollte
dann in einer geburtshilflichen Klinik, die einen unmittelbaren Zugang zu einem medizinischen Zentrum mit kinderchirurgischer
Versorgungsmöglichkeit besitzt, mittels Kaiserschnitt erfolgen.
Neugeborene mit einer Gastroschisis/Omphalozele sind wegen der
großen Wärmeabgabefläche besonders vor Auskühlung zu schützen. Bei allen postpartalen Maßnahmen ist deshalb auch für eine
ausreichende Wärmezuführ und Vermeidung von Wärmeabgabe
zu achten.

Das Neugeborene wird auf dem Reanimationstisch auf sterilen
Tüchern seitlich gelagert (Vermeiden von Gefäßabknickungen und
Hochdrängen des Zwerchfells), sofern der Vitalitätszustand dies
erlaubt. Falls erforderlich, kann das Neugeborene auch in Seitenlage abgesaugt werden.

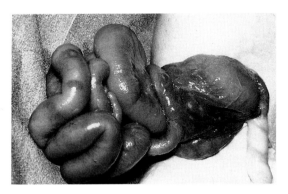

Abb. 22. Gastroschisis: Durch den rechts von der Nabelschnur gelegenen
Bauchwanddefekt sind große Teile des mit grünlich-gelblichen Belägen be-
deckten Dünndarms vorgefallen

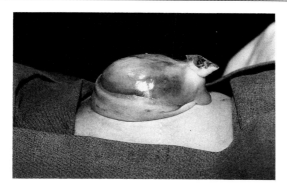

Abb. 23. Omphalozele (präoperativ). Bruchsack mit zentral gelegener Nabelschnur

Beim Vorliegen einer Ateminsuffizienz darf das Neugeborene mit Gastroschisis/Omphalozele nicht mit der Maske beatmet werden, sondern muß sofort intubiert werden. Ein aufgeblähter Magen und aufgeblähte Darmschlingen können nämlich zu einer zusätzlichen Gefäßkompression mit der Gefahr einer Gewebsnekrose führen. Eine möglichst dicke offene Magensonde soll der Überblähung des Magens vorbeugen. Nach der Abnahme von Abstrichen vom Bruchsack bzw. vom Eventerat werden der Bruchsack bzw. die Darmschlingen mit sterilen Kompressen abgedeckt. Danach wird das Neugeborene bis zu den Achselhöhlen in einen sterilen Foliensack verbracht.

Auf dem Transport in die neonatologische Intensivstation sollte das Neugeborene im Inkubator seitlich, in leichter Oberkörperhochlage gelagert sein.

Die Plazenta sollte unter sterilen Bedingungen mitgenommen werden, da die Amnionhäute ggf. zur Deckung des Bauchwanddefekts verwendet werden.

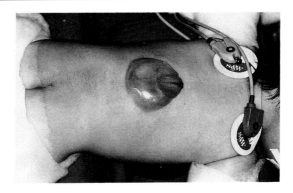

Abb. 24. Im thorakolumbalen Übergangsbereich gelegene Meningomyelozele (präoperativer Zustand)

Meningomyelozele

Das Vorliegen einer Meningomyelozele sollte zumindest vor dem Einleiten der Geburt bekannt sein (Abb. 24). Die Geburt wird beim Vorliegen größerer Zelen immer mittels eines Kaiserschnitts erfolgen. Bei der Primärversorgung muß besonders darauf geachtet werden, daß die Zele nicht rupturiert bzw. – falls dies schon geschehen ist – daß der Defekt nicht noch größer wird (z. B. Infektionsgefahr!).

Das Neugeborene mit einer Meningomyelozele sollte deshalb auf sterilisierten Tüchern seitlich gelagert werden, sofern es sein Gesamtzustand bzw. die notwendigerweise zu ergreifenden Maßnahmen dies erlauben. Die Zele wird mit vorbereiteten sterilen, warmen, angefeuchteten Kompressen abgedeckt. Das Neugeborene kann auch, falls erforderlich, in Seitenlage abgesaugt werden. Wenn eine Intubation erforderlich wird und das Kind auf den Rücken gelegt werden muß, wird ein vorbereiteter weicher, steriler Ring am Rücken unterlegt, um eine Ruptur der Zele zu vermeiden. Nach Anlegen eines Urinbeutels (um eine chemische Reizung der Meningomyelozele durch Urin zu vermeiden) wird das Neugeborene bis unter die Achselhöhlen in einen sterilen Foliensack verbracht.

Auf dem Transport in eine Kinderklinik, die zu einem medizinischen Zentrum mit neurochirurgischer Versorgungsmöglichkeit gehört, wird das Neugeborene auch im Intubator seitlich gelagert. Lediglich bei bereits eröffneter Zele ist es wichtig, das Kind mit Hilfe einer dicken Rolle so auf den Bauch zu lagern, daß die Zele am höchsten Punkt liegt und kein Liquor abtropfen kann.

2.6 Transport

H. Stopfkuchen

Der sicherste und billigste Transport eines Neugeborenen ist der, der nicht erforderlich ist! Das ist in einem hohen Prozentsatz realisierbar, wenn als solches vorhersehbare Risikogeburten in einem Peripartalzentrum erfolgen, in dem auch die unmittelbar postpartale Weiterversorgung eines vital beeinträchtigten Neugeborenen erfolgen kann. Da aber trotz allem bekanntlich nicht alle postpartal auffälligen Kinder vorhersehbar sind (obwohl dies nur eine Minorität von etwa 15% zu sein bräuchte!), muß dennoch ein effektives Transportsystem vorgehalten werden.

Dieses Transportsystem muß auch dann von gleichwertiger Effizienz sein, wenn die Transportwege − wie das in der Praxis öfters vorkommt − nur kurz sind, z. B. vom Kreißsaal auf die nahebei gelegene Neugeborenenintensivstation.

Welche Neugeborenen müssen postpartal verlegt werden? Diese Entscheidung hängt natürlich ganz davon ab, welche Versorgungsmöglichkeiten „vor Ort" gegeben sind.

Der Betreuung in einem neonatologischen Zentrum bedürfen jedenfalls:

− Frühgeborene (< 2000 g), 36 SSW bzw. untergewichtige Neugeborene,
− alle Neugeborenen mit kardiorespiratorischen Störungen:
  − unzureichende Spontanatmung,
  − Dyspnoe/Tachypnoe,
  − rezidivierende Apnoen,
  − Zyanose,
  − Anämie (Schock),
− Neugeborene mit Krampfanfällen,
− Neugeborene mit Verdacht auf metabolische Probleme (z. B. Kind einer diabetischen Mutter),

– Neugeborene mit Fehlbildungen, die einer raschen chirurgi-
schen Behandlung bedürfen,
– Neugeborene nach primärer Reanimation und Intubation.

2.6.1 Transportinkubator

Der Transport des Neugeborenen erfolgt in einem Transportinkubator (Abb. 25), der
– einen ausreichenden Wärmeschutz bietet (Temperatur von
   35 °C),
– ein gutes Beobachten des Kindes erlaubt (Lichtquelle!),
– einen raschen Zugang zum Kind ermöglicht,

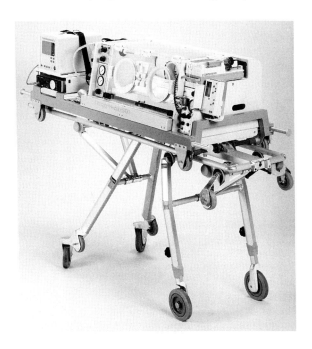

Abb. 25. Transportinkubator

- möglichst geräuscharm ist,
- weitgehend vibrationsfrei ist,
- nicht zu schwer ist.

Darüber hinaus muß der Inkubator über folgende Zusatzausstattungen verfügen:
- O_2- und Druckluftquelle (ausreichende Volumina!),
- O_2-Mischkammer,
- Absaugvorrichtung,
- Beatmungsgerät,
- O_2-Meßgerät,
- Monitor für Herzfrequenz, Atemfrequenz, Temperatur (ggf. Blutdruck),
- Pulsoxymeter,
- nichtinvasives Blutdruckmeßgerät mit Manschetten,
- Spritzenpumpe.

Beim Einsatz eines Transportinkubators muß selbstverständlich auch immer ein für die Belange eines Neugeborenen ausreichend ausgestatteter Notfallkoffer vorhanden sein.

2.6.2 Personal

Für die Durchführung eines Neugeborenentransports sind zumindest ein/eine Arzt/Ärztin und eine Pflegekraft erforderlich, die beide in der intensivmedizinischen Versorgung Neugeborener ausgebildet sind. Wenn diese Personen nicht mit denen identisch sind, die die Reanimation vorgenommen haben, müssen sie über die wichtigsten Aspekte der Vorgeschichte informiert werden. Der Einsatz von Formblättern hilft dabei, das Abfragen wichtiger Informationen nicht zu vergessen.

Von den Transportbegleitern wird auch die Aufnahmestation über den Zustand des zu transportierenden Kindes telefonisch vorinformiert und die Eltern (evtl. nur der Vater) über den Grund und den Zielort der Verlegung in Kenntnis gesetzt.

2.6.3 Durchführung des Transports

Grundvoraussetzung für den Transport ist, daß sich der Patient in einem stabilen Zustand befindet (Atmung, Kreislauf, Temperatur).

Bei fraglicher respiratorischer Stabilität sollte das Neugeborene, insbesondere das sehr kleine Frühgeborene, für den Transport — wenn dieser über eine etwas längere Distanz geht — endotracheal intubiert werden. Ein sicherer peripherer venöser Zugang, über den üblicherweise Glukose 10%, bei sehr unreifen Frühgeborenen Glukose 5% (2 ml/kg KG/h) zugeführt werden, sowie eine nicht zu dünne Magensonde müssen gelegt sein. Nabelschnurblut und Blut von der Mutter (Blutgruppe, Coombs-Test) müssen ggf. mitgenommen werden. Vor dem Transport sollten noch die Blutgase, der Blutzucker und der Hämatokrit bzw. das Hämoglobin bestimmt werden.

Zur Vermeidung von Auskühlung (insbesondere wichtig bei Frühgeborenen!) wird das gut abgetrocknete Neugeborene mit warmen Tüchern und Silberfolie umwickelt. Bei Benutzung eines Krankenwagens sollten während des Transports dessen Energie- und Gasanschlüsse verwendet werden.

Wird das Kind beatmet (manuell oder maschinell), muß sich die Beatmung an die jeweilige Situation des Kindes anpassen. Thoraxexkursionen und Spontanatemverhalten des Kindes müssen dabei beobachtet und berücksichtigt werden. Vor dem Beginn des Transports ermittelte pCO_2-Werte geben Hinweise für die Intensität der erforderlichen Ventilation. Die O_2-Sättigungsmessung hilft bei der Steuerung der O_2-Zufuhr.

Eine genaue Beobachtung (Hautfarbe, Atmung, Motorik des Neugeborenen) und Überwachung muß während des gesamten Transports gewährleistet sein. Die verfügbaren kontinuierlichen nichtinvasiven Überwachungsmethoden (insbesondere EKG, Pulsoxymetrie, Temperaturmeßsonde) ermöglichen dies heute ohne Störung des Kindes und ohne Wärmeverluste. Stethoskop und Beatmungsbeutel müssen immer griffbereit gehalten werden. Bei eventuell notwendig werdenden therapeutischen Eingriffen während der Fahrt muß der Krankenwagen angehalten werden.

Der Ablauf des gesamten Transports muß gut protokolliert werden. Auch hier empfehlen sich entsprechende Formblätter.

Anhang

A. Notfallarztkoffer für Neugeborene (einschließlich Zwillinge)

H. Stopfkuchen

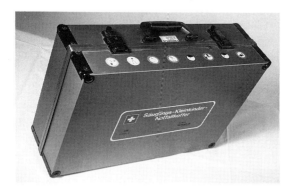

Abb. 26. Notfallarztkoffer für Neugeborene (inkl. Zwillinge) (Fa. Heraeus)

a) Absaugen und Beatmung

2 Baby-Oro-Absauger Mucus Extractor Ch. 12
3 Absaugkatheter Ch. 5 (weiß)
3 Absaugkatheter Ch. 6 (grün)
5 Absaugkatheter Ch. 8 (blau)
3 Absaugkatheter Ch. 10 (schwarz)
2 Baby-Ambu-Beatmungsbeutel R mit Paedi-Ventil
2 Baby-Ambu-Reservoir-Schläuche
2 Rendell-Baker-Beatmungsmasken Größe 00 mit Knie
2 Rendell-Baker-Beatmungsmasken Größe 0
1 Rendell-Baker-Beatmungsmaske Größe 1
1 Guedel-Tubus Größe 000
1 Guedel-Tubus Größe 00

1 Guedel-Tubus Größe 0
2 Drain Trocart Vygon (Ch. 8 und Ch. 10)
2 Neo-Pneumocath Intra; 2,0 mm und 3,2 mm
1 Y-Stück; 2 Olivenschläuche; 2 Adapter (grün und weiß)

b) Intubation

2 Laryngoskopgriffe
2 Laryngoskopspatel Miller 0
2 Laryngoskopspatel Miller 1
1 Magill-Zange Kleinkinder 10 cm
2 Ersatzbatterien für Laryngoskop
2 Trachealtuben mit Konnektor und Markierung 2,0 mm
2 Trachealtuben mit Konnektor und Markierung 2,5 mm
2 Trachealtuben mit Konnektor und Markierung 3,0 mm
2 Trachealtuben mit Konnektor und Markierung 3,5 mm
1 Trachealtubus mit Konnektor und Markierung 4,0 mm

Ersatzadapter Größe 2, 2,5, 3, 3,5, 4
1 Plastikeinführungsmandrin 2,0 mm
1 Plastikeinführungsmandrin 3,3 mm
1 Packung Gleitmittel (Xylocain-Gel)
2 Magensonden 1,0 mm
2 Magensonden 1,5 mm
2 Magensonden 2,0 mm

c) Diagnostik

2 Kinderflachstethoskope
1 Blutdruckmeßgerät
1 Criticon-Disposa-Cuff TM Manschette Größe 1 (2,5 cm)
1 Criticon-Disposa-Cuff TM Manschette Größe 2 (3,3 cm)
1 Criticon-Disposa-Cuff TM Manschette Größe 3 (4,0 cm)
1 Criticon-Disposa-Cuff TM Manschette Größe 4 (4,8 cm)

d) Infusionstherapie

3 Flügelkanülen 25 G
5 Venenverweilkanülen 24 G
2 Perfusorspritzen 50 ml mit Perfusorleitungen und 2 Verbindungsstücken
4 Dreiwegehähne
2 Packungen Alkoholtupfer

e) Gebrauchs- und Verbrauchsmaterial

1 Steri-Drape-Folie 40·40 cm
1 Folioplast-Abdecktuch 76·90 cm
1 Sterilhülle für Instrumente
2 Pinzetten anatomisch klein
2 Pinzetten chirurgisch klein
1 dünne Sonde
1 chirurgische Schere
2 Moskito-Klemmen klein
2 Nabelvenenkatheter Größe 3,5 bzw. 4 und 5
2 Nabelarterienkatheter Größe 4
2 Einmalskalpelle
2 Nabeleinmalklemmen
1 Rolle Leukoplast 1,25 cm
1 Rolle Leukosilk 1,25 cm
1 Rolle grünes und rotes Pflaster
1 Packung Kompressen groß
1 Packung Kompressen klein
2 Schienen (verschiedene Größen)
2 Silberfolien 1000·800 mm
2 Packungen Op.-Handschuhe Größe 6,5
2 Packungen Op.-Handschuhe Größe 7,0
2 Packungen Op.-Handschuhe Größe 7,5
5 Insulinspritzen 1 ml
3 Einmalspritzen 2 ml
3 Einmalspritzen 10 ml
2 Einmalspritzen 20 ml

10 Einmalspritzen Größe 1
5 Einmalkanülen Größe 12
5 Einmalkanülen Größe 18
2 Straußkanülen
4 Ampullensägen
1 Hämo-Gluco-Teststreifen mit Lanzetten

f) Medikamente und Infusionslösung

Infusionen

2 Glukose 10%-Lösung 100 ml
2 Natriumchlorid 0,9% 100 ml
2 Biseko 20 ml
1 Humanalbumin 5%
1 Humanalbumin 20%

Medikamente

2 Atropin 0,25 mg
3 Ampuwa 10 ml
2 Kalziumglukonat 10%
3 Diazepam 10 mg
2 Dopamin 50 mg
1 Dobutrex 250 mg
3 Glukose 5% 10 ml
3 Glukose 10% 10 ml
Heparin
1 Konakion
1 Lasix 20 mg
2 Luminal
2 Narcanti Neonatal
3 Natriumbikarbonat 8,4% 20 ml
3 NaCl 0,9% 10 ml
4 Suprarenin
2 Xylocain-Gel 2%

B. Erstversorgung von Neugeborenen*

Gemeinsame Stellungnahme der Deutschen Gesellschaft für Gynäkologie und Geburtshilfe, der Deutschen Gesellschaft für Anästhesiologie und Intensivmedizin, der Deutschen Gesellschaft für Perinatale Medizin und der Deutsch-Österreichischen Gesellschaft für Neonatologie und Pädiatrische Intensivmedizin:

Um die werdende Mutter und ihr Kind bestmöglich zu versorgen, werden heute Perinatalzentren gebildet, Hochrisikogeburten regional zentralisiert und für die Erstversorgung der Neugeborenen in Problemfällen speziell darin ausgebildete Kinderärzte herangezogen. Diese Entwicklung wird von uns nachhaltig unterstützt. Solange aber ein flächendeckendes Regionalisierungsprogramm in Deutschland nicht organisiert ist, erachten wir die folgenden Grundsätze als wichtig für die Erstversorgung von Neugeborenen.

1. Die ärztlich-organisatorische Verantwortung für die Erstversorgung von Neugeborenen liegt beim Geburtshelfer.

2. Ist mit der Geburt eines gefährdeten Neugeborenen zu rechnen und ist insbesondere die Notwendigkeit einer pädiatrischen Weiterbehandlung vorauszusehen, sollte die Schwangere in eine Frauenklinik mit angeschlossener Kinderklinik und ständiger Verfügbarkeit eines neonatologisch geschulten Pädiaters („Perinatologischer Schwerpunkt") verlegt werden.

3. Im Fall einer Hochrisikoschwangerschaft und/oder vorhersehbarer Intensivbehandlungsbedürftigkeit des Neugeborenen sollte die Schwangere in ein Perinatalzentrum verlegt werden, wo die

---

* Aus: Anästhesiologie und Intensivmedizin 7/92.

Erstversorgung des Kindes unter der Verantwortung eines in Neonatologie besonders ausgewiesenen Pädiaters erfolgt.

4. In der Geburtshilfe ist davon auszugehen, daß ein anästhesiologischer Dienst vorgehalten wird, der in wenigen Minuten zur Verfügung stehen kann. Wenn zugleich kein neonatologisch versierter Pädiater bereit steht, sollte neben dem Geburtshelfer auch der Anästhesist in der Lage sein, in unvorhersehbaren Notfällen die Erstversorgung des Neugeborenen bis zum Eintreffen des Neugeborenen-Notarztes bzw. des Neonatologen vorzunehmen.

Aus diesem Grund sollte den an der geburtshilflichen Versorgung beteiligten Anästhesisten im Rahmen ihrer Weiter- und Fortbildung Gelegenheit gegeben werden, an geburtshilflich-neonatologischen Schwerpunkten und Zentren Kenntnisse in der Erstversorgung, insbesondere vital gefährdeter Neugeborener zu erwerben.

Literatur

Acharya PT, Payne WW (1965) Blood chemistry of normal full-term infants in the first 48 hours of life. Arch Dis Child 40:430

Avery GB (1981) Neonatology. Lippincott, Philadelphia

Beard RW, Nathanielsz PW (1986) Fetal physiology und medicine. Saunders, Philadelphia

Berg D (1988) Schwangerschaftsberatung und Perinatologie. Thieme, Stuttgart

Dawes GS (1968) Foetal and neonatal physiology. Year Book Med Publ, Chicago

Dudenhausen JW (1984) Praxis der Perinatalmedizin. Thieme, Stuttgart

Friedberg V, Brockerhoff P (1990) Geburtshilfe. Thieme, Stuttgart

Goeschen K (1985) Kardiotokographie-Praxis, 2. Aufl. Thieme, Stuttgart

Goodwin JW, Godden JO, Chance GN (1976) Perinatal medicine. Williams & Wilkins, Baltimore

Kittermann JA, Phibbs RH, Tooley WH (1969) Aortic blood pressure in normal newborn infants during the first 12 hours of life. J Pediatr 44:959

Klaus MH, Fanaroff AA (1978) Das Risiko-Neugeborene. Fischer, Frankf/M

Knörr K (1991) Geburtshilfe und Gynäkologie. Springer, Berlin Heidelberg New York Tokyo

Martius G (Hrsg) Lehrbuch der Geburtshilfe, 12. Aufl. Thieme, Stuttgart

Milner AD (1991) Resuscitation of the newborn. Arch Dis Child 66:66

Ogata ES (1986) Carbohydrate metabolism in the fetus and neonate and altered neonatal glucoregulation. Pediatr Clin North Am 33:25

Polin RA, Fox WW (1992) Fetal and neonatal physiology. Saunders, Philadelphia

Roberton NRC (1986) Textbook of neonatology. Churchill Livingstone, Edinburgh

Saling E (1971) The measurement of fetal heart rate and acid-base-balance. In: Huntingford PJ, Beard RW, Hyten FE, Scopes JW (eds) Perinatal medicine. Karger, Basel

Saunders RA, Milner AD (1978) Pulmonary pressure/volume relationships during the last phase of delivery and the first postnatal breaths in human subjects. J Pediatr 93:667

Stopfkuchen H (1991) Pädiatrische Intensivpflege. Wiss Verlagsges, Stuttgart

Stopfkuchen H (1992) Notfälle im Kindesalter. Wiss Verlagsges, Stuttgart

Taeusch HW, Ballard RA, Avery ME (1991) Diseases of the newborn. Saunders, Philadelphia

Textbook of neonatal resuscitation (1990) American Heart Association, American Academy of Pediatrics

Vyas H, Milner AD, Hopkin IE, Boon AW (1981) Physiologic responses to prolonged and slow-rise inflation in the resuscitation of the asphyxiated newborn infant. J Pediatr 99:635

Sachverzeichnis

Springer-Verlag und Umwelt

Als internationaler wissenschaftlicher Verlag sind wir uns unserer besonderen Verpflichtung der Umwelt gegenüber bewußt und beziehen umweltorientierte Grundsätze in Unternehmensentscheidungen mit ein.

Von unseren Geschäftspartnern (Druckereien, Papierfabriken, Verpackungsherstellern usw.) verlangen wir, daß sie sowohl beim Herstellungsprozeß selbst als auch beim Einsatz der zur Verwendung kommenden Materialien ökologische Gesichtspunkte berücksichtigen.

Das für dieses Buch verwendete Papier ist aus chlorfrei bzw. chlorarm hergestelltem Zellstoff gefertigt und im ph-Wert neutral.